Bárbara Garcia Valdecasas
Enrique Lerma Puertas
Alberto Gallardo Alcañiz

Cáncer de mama: relación de la expresión de Ki67 con la supervivencia

AF881811

Bárbara Garcia Valdecasas
Enrique Lerma Puertas
Alberto Gallardo Alcañiz

Cáncer de mama: relación de la expresión de Ki67 con la supervivencia

PUBLICIA

Impressum / Aviso legal
Bibliografische Information der Deutschen Nationalbibliothek: Die Deutsche Nationalbibliothek verzeichnet diese Publikation in der Deutschen Nationalbibliografie; detaillierte bibliografische Daten sind im Internet über http://dnb.d-nb.de abrufbar.
Alle in diesem Buch genannten Marken und Produktnamen unterliegen warenzeichen-, marken- oder patentrechtlichem Schutz bzw. sind Warenzeichen oder eingetragene Warenzeichen der jeweiligen Inhaber. Die Wiedergabe von Marken, Produktnamen, Gebrauchsnamen, Handelsnamen, Warenbezeichnungen u.s.w. in diesem Werk berechtigt auch ohne besondere Kennzeichnung nicht zu der Annahme, dass solche Namen im Sinne der Warenzeichen- und Markenschutzgesetzgebung als frei zu betrachten wären und daher von jedermann benutzt werden dürften.

Información bibliográfica de la Deutsche Nationalbibliothek: La Deutsche Nationalbibliothek clasifica esta publicación en la Deutsche Nationalbibliografie; los datos bibliográficos detallados están disponibles en internet en http://dnb.d-nb.de.
Todos los nombres de marcas y nombres de productos mencionados en este libro están sujetos a la protección de marca comercial, marca registrada o patentes y son marcas comerciales o marcas comerciales registradas de sus respectivos propietarios. La reproducción en esta obra de nombres de marcas, nombres de productos, nombres comunes, nombres comerciales, descripciones de productos, etc., incluso sin una indicación particular, de ninguna manera debe interpretarse como que estos nombres pueden ser considerados sin limitaciones en materia de marcas y legislación de protección de marcas y, por lo tanto, ser utilizados por cualquier persona.

Coverbild / Imagen de portada: www.ingimage.com

Verlag / Editorial:
PUBLICIA
ist ein Imprint der / es una marca de
OmniScriptum GmbH & Co. KG
Bahnhofstraße 28, 66111 Saarbrücken, Deutschland / Alemania
Email / Correo Electrónico: info@omniscriptum.com

Herstellung: siehe letzte Seite /
Publicado en: consulte la última página
ISBN: 978-3-8416-8168-3

Zugl. / Aprobado por: Barcelona, Universidad Autónoma de Barcelona, Tesis Doctoral, 2015

Copyright / Propiedad literaria © 2016 OmniScriptum GmbH & Co. KG
Alle Rechte vorbehalten. / Todos los derechos reservados. Saarbrücken 2016

Dedicatoria

A todas las mujeres que han sufrido esta enfermedad.

Agradecimientos

A mis directores y tutor de tesis, por su cercanía, accesibilidad y sus valiosas aportaciones a mi trabajo. Al Dr. Enrique Lerma, por no darme por perdida en los años que ha durado este periplo a pesar de haberle abandonado en varias ocasiones. Al Dr. Alberto Gallardo por cogerme de la mano paso a paso, ha jugado un papel imprescindible en este proyecto. Al Dr. Joaquín Calaf por ayudarme tanto en el fondo como en la forma de este trabajo. Y al Dr. Agustí Barnadas por su meticulosidad y aportaciones de gran relevancia.

Al Dr. Oriol Porta, un gran amigo, compañero y jefe, por animarme y darme mil facilidades para que esta tesis llegase a ver la luz.

A los dres Sonia Martínez, Carlos Dosouto, Ricard Figueras, Paola Murata y Rolando Terán, que me ayudaron en la ardua tarea de recogida de datos, búsqueda de artículos y demás. Y a la Dra. Laura López por el soporte gráfico.

A toda mi familia por estar ahí, siempre presente. A mi madre por estar siempre dispuesta a dar un salto desde la isla para echarme un cable. A mi hermana Paula por hacer de canguro y no permitir que me faltase la nocilla. A mis hijas, Adriana y Carolina, que han tenido que renunciar a muchos momentos con su mamá. Y sobre todo a mi marido, Guillaume: “gracias mi amor, sin ti nada de todo esto no habría sido posible, gracias por tu apoyo incondicional, tu ayuda, tus ánimos y todo el tiempo que has dedicado”.

INDICE

1.INTRODUCCIÓN

1.1 Importancia demográfica y epidemiología del cáncer de mama

El cáncer de mama es la neoplasia maligna más frecuente de la mujer con una incidencia estimada de 1.67 millones en 2012 que representa el 25% de todos los cánceres diagnosticados en este periodo (**Figura 1**). Es la segunda causa de muerte por cáncer para las mujeres de los países desarrollados (15.4%) detrás de las muertes por cáncer de pulmón y la primera causa de muerte por cáncer en los subdesarrollados (14.3%) (1).

Figura 1. Incidencia diferentes tipos de cáncer para ambos sexos

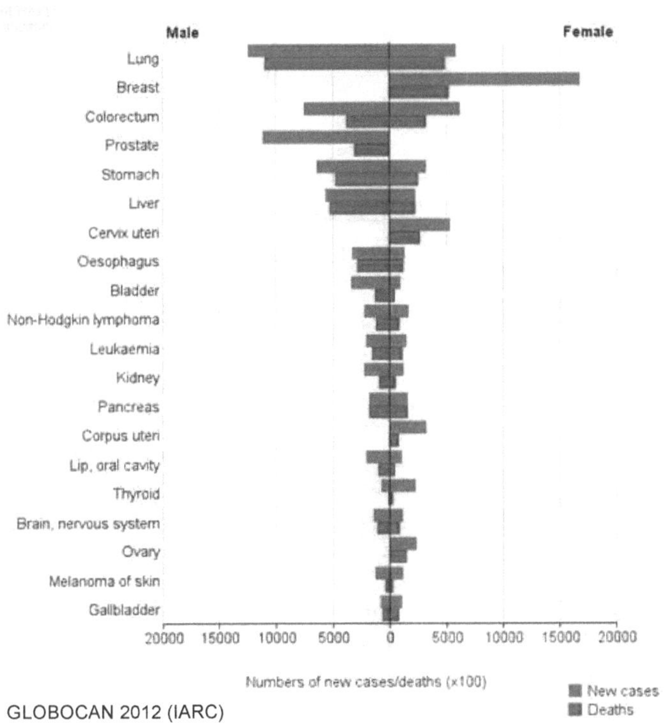

GLOBOCAN 2012 (IARC)

Estos datos prácticamente coinciden con los españoles. La población española oficial a 1 de julio de 2014 era de 46.464.053 personas y de ellas 23.620.334 mujeres (2). El número de fallecimientos en 2013 fue de 390.419 y de estos 190.585 fueron mujeres (0.8% población femenina). De las mujeres fallecidas 43.310 (22.7%) lo hicieron a causa de un cáncer y de ellas 6.477 (14.9%) fallecieron a causa de uno de mama (3). La incidencia en España es menor que en EEUU, Canadá, Reino Unido, Países Bajos, Alemania, Francia y Suiza. Es similar al resto de países de Europa Mediterránea, Centroeuropeos, Portugal e Irlanda. Aunque no disponemos de un registro nacional de cáncer, sí de la información de Registros de base poblacional que comunican de forma periódica la información recogida (4). Los datos extraídos de Globocan lo corroboran (**Figura 2**)

Figura 2. Incidencia de cáncer de mama por regiones

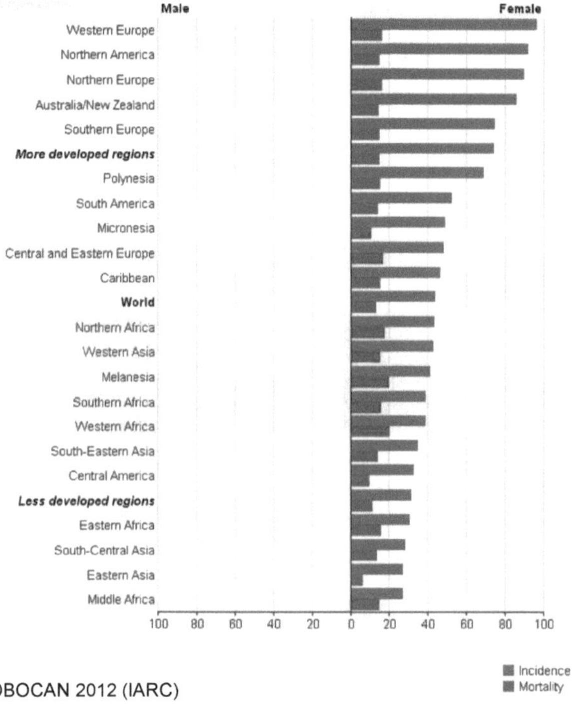

GLOBOCAN 2012 (IARC)

1.2 Tendencia actual de la incidencia del cáncer

Globalmente la incidencia del cáncer está aumentando en gran medida por el envejecimiento de la población y el aumento de hábitos de riesgo de contraer cáncer, en particular el tabaco en los países en vías de desarrollo. Una cantidad significativa de cánceres podrían ser prevenidos mediante la aplicación del conocimiento actual del control del cáncer y con la implementación de programas de control del tabaquismo, vacunación y detección y tratamiento precoz. También con campañas de promoción de actividad física y una dieta saludable (5).

La Agencia internacional para la investigación del cáncer (OMS) publica en su página de Globocan las gráficas de evolución de la incidencia del cáncer de mama en las diferentes regiones (**Figura 3**) y la evolución de la mortalidad por este cáncer en las mismas (**Figura 4**) (1).

Figura 3. Evolución de la incidencia del cáncer de mama en la mujer (Globocan 2012)

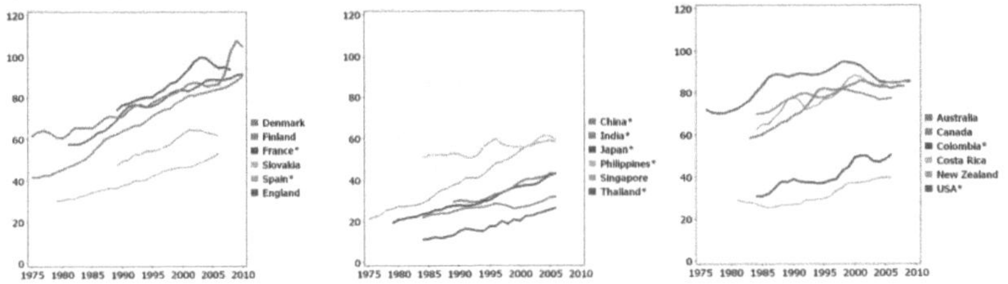

Figura 4. Evolución de la mortalidad por cáncer de mama (Globocan 2012)

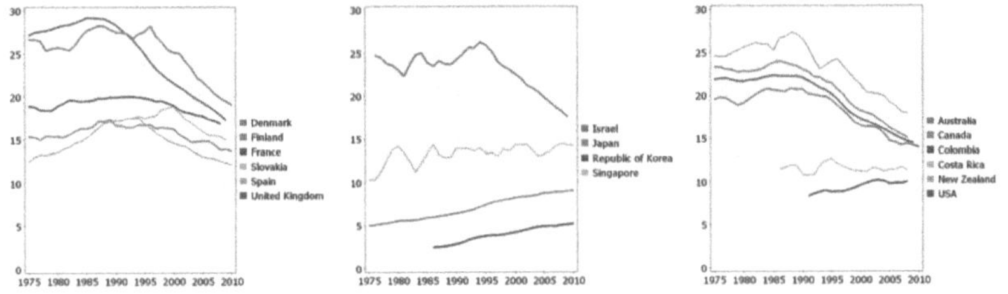

No obstante el cáncer de mama ha experimentado un descenso en incidencia desde 2003 probablemente relacionado con la reducción de la utilización del terapia hormonal sustitutiva (THS) en mujeres postmenopáusicas tras la publicación del estudio del Women's Health Initiative en 2002. El hecho de que la disminución principalmente se diera en mujeres de más de 50 años y en tumores con receptores de estrógenos (RE) positivos respalda esta relación. La mortalidad por cáncer de mama también ha experimentado un descenso (6).

También se ha observado un discreto aumento en la incidencia del cáncer de mama metastásico en mujeres jóvenes (25-39 años) en Estados Unidos de Norte América (EEUU) las pasadas décadas (7).

Mención aparte merece el carcinoma ductal "in situ" (CDis), su diagnóstico ha aumentado dramáticamente con la introducción del cribaje de mama (8).

1.3 Factores pronósticos del cáncer de mama

Los factores pronósticos son aquellos que nos informan sobre la historia natural de una enfermedad sin tratamiento. Nos ayudan, por tanto, a conocer la mayor o menor agresividad de la misma.

Los factores predictivos, se asocian con la predicción de respuesta a un tratamiento y nos ayudan a tomar decisiones terapéuticas de un tratamiento específico.

Algunos factores pronósticos son además factores predictivos. Un ejemplo de éstos sería la expresión de receptores hormonales que, además de ser un factor predictivo de buena respuesta a un tratamiento hormonal, también es un factor de buen pronóstico.

1.3.1 Factores pronósticos relacionados con la paciente

1.3.1.1 Edad

Múltiples estudios han demostrado que las pacientes diagnosticadas de cáncer de mama en edades jóvenes tienen peor pronóstico (9,10) y establecen la edad como un factor pronóstico independiente.

Estudios epidemiológicos demuestran que a igualdad de estadio clínico las pacientes de mayor edad tienen mejor pronóstico que las más jóvenes. El diagnóstico a edades jóvenes se asocia con una mayor afectación axilar, mayor tamaño de los tumores y negatividad de los receptores hormonales (11).

Las pacientes menores de 35 años tienen peor pronóstico (12). Muestran un riesgo superior tanto de recidiva de la enfermedad ($p=0.002$) como de desarrollar metástasis a distancia ($p=0.03$). Además de una mortalidad mayor (HR 1.50). Los tumores en estas pacientes acostumbran a mostrar factores de mal pronóstico como grado histológico 3, invasión linfovascular, necrosis y RE negativos (13).

No obstante, los tratamientos adyuvantes actuales reducen el riesgo de recaída y mejoran el pronóstico en las pacientes jóvenes que los reciben. Así, las pacientes jóvenes que no recibieron tratamiento adyuvante presentan un mayor riesgo de muerte (14).

En cuanto al otro extremo de edad, se observa una asociación entre la edad avanzada al diagnóstico y la presencia de características biológicas favorables en el tumor, como aumento de la expresión de receptores hormonales, índices de proliferación menores y ausencia de sobreexpresión de receptor del factor de crecimiento epidérmico humano 2 (HER2) (15). Algunos tipos tumorales como el lobulillar se han encontrado con mayor frecuencia en pacientes de edades más avanzadas. Estos datos sugieren que podría haber cambios histológicos en el cáncer de mama relacionados con la edad (16).

Por otro lado, las pacientes de edad avanzada con frecuencia presentan comorbilidades importantes asociadas al diagnóstico de cáncer de mama. Las más frecuentes son: las enfermedades cardiovasculares, los tumores previos y la diabetes. Esta asociación hace que el pronóstico sea peor de lo esperado para la edad de la paciente y el tipo de tumor (17).

1.3.1.2 Raza

Las mujeres blancas son un poco más propensas a desarrollar cáncer de mama que las mujeres afroamericanas. Sin embargo, en las mujeres menores de 45 años, el cáncer de mama es más común en las mujeres afroamericanas que en las mujeres blancas. Las mujeres asiáticas, latinas y nativas norteamericanas presentan un riesgo menor de desarrollar cáncer de mama y morir a causa de ello (18).

En EEUU se observó que una serie de factores biológicos asociados a mal pronóstico se encuentran presentes con una frecuencia superior en los tumores de mama de mujeres hispanas y, sobre todo, en los de mujeres negras. Tumores con una biología más agresiva podrían dar lugar a un estadio más avanzado al diagnóstico y una peor supervivencia que el grupo en su conjunto (19). En general se asocia un peor pronóstico a las mujeres de raza negra en comparación con las de raza blanca (20,21).

1.3.2 Factores pronósticos relacionados con el tumor

1.3.2.1 Tamaño tumoral

El tamaño tumoral es uno de los factores pronósticos más importantes, es un factor pronóstico independiente (22) y existe una relación directa casi lineal entre el tamaño tumoral y la supervivencia en el cáncer de mama (23). Incluso tras un seguimiento de 20 años (24) como se puede ver de forma gráfica en la **figura 5** se constata la clara relación entre supervivencia y tamaño tumoral. Cuanto mayor es el tamaño de un tumor menor la supervivencia (25). El mismo autor también relaciona el tamaño tumoral con la afectación axilar, otro de los factores pronósticos más importantes, encontrando una estrecha e importantísima relación entre ambos.

Figura 5. Supervivencia acumulada en función el tamaño tumoral

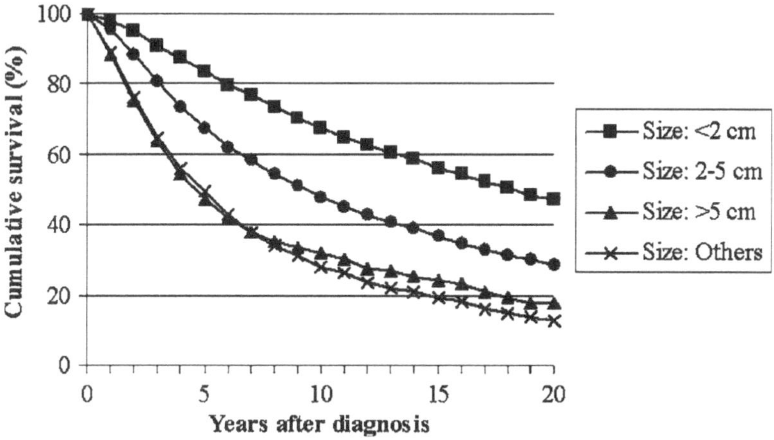

Soerjomataram I, Louwman MWJ, Ribot JG, Roukema J a., Coebergh JWW. An overview of prognostic factors for long-term survivors of breast cancer. *Breast Cancer Res Treat.* 2008;107(3):309-330.

Otros muchos estudios han demostrado esta clarísima relación entre el tamaño tumoral y el pronóstico de la enfermedad (26).

También existe una relación directa entre el tamaño tumoral y la probabilidad de presentar metástasis (27) como queda reflejado en la **figura 6**.

Figura 6. Tamaño del tumor en relación con las metástasis

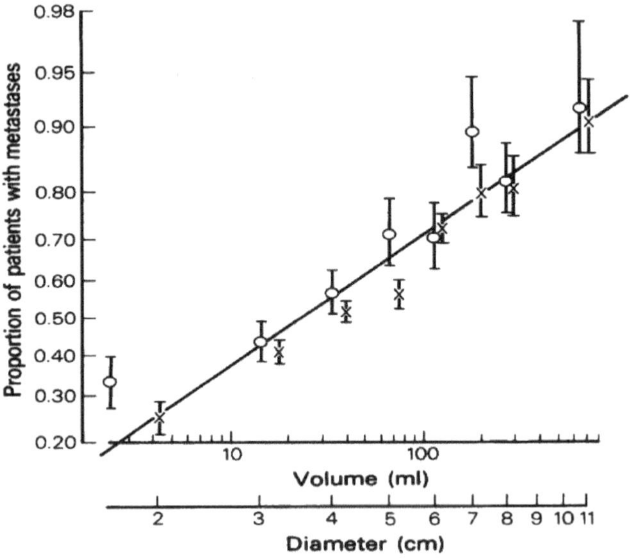

Koscielny S, Tubiana M, Lê MG, et al. Breast cancer: relationship between the size of the primary tumour and the probability of metastatic dissemination. Br J Cancer. 1984;49(6):709-715.

1.3.2.2 Estado ganglionar

El estado ganglionar es el factor pronóstico más importante del cáncer de mama, y un factor independiente (22,28).

La afectación ganglionar es un valioso indicador de supervivencia a largo plazo (24,29). Los pacientes con ganglios positivos tienen entre 4 y 8 veces mayor mortalidad que los pacientes sin afectación ganglionar. Además, cuantos más ganglios afectos peor es el pronóstico. Las pacientes con 10 o más ganglios axilares afectos tuvieron un 70% más de mortalidad a 10 años que los pacientes que sólo tenían entre 1 y 3 ganglios positivos (**Figura 7**). La supervivencia de los pacientes con afectación ganglionar ha mejorado gracias a los mejores sistemas de estadificación y la administración de tratamientos sistémicos (25).

Figura 7. Supervivencia acumulada en función de la afectación ganglionar

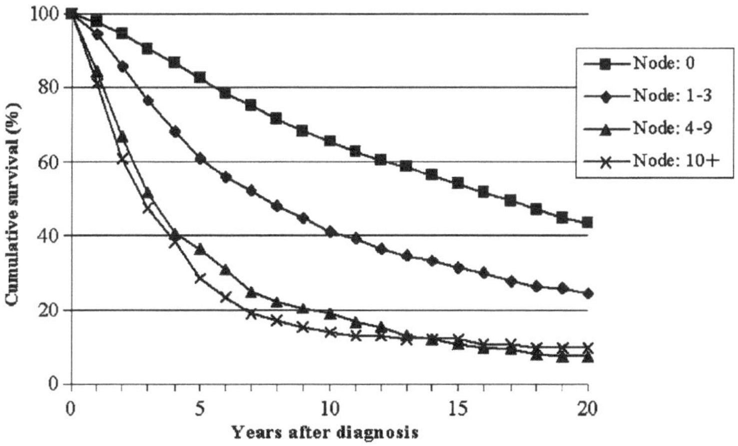

Soerjomataram I, Louwman MWJ, Ribot JG, Roukema J a., Coebergh JWW. An overview of prognostic factors for long-term survivors of breast cancer. *Breast Cancer Res Treat.* 2008;107(3):309-330.

La afectación ganglionar se establece, en general, de forma quirúrgica. Hace muchos años, la estrategia más óptima para el tratamiento de la axila, de las pacientes con cáncer de mama, era la extirpación de un número notable de ganglios (se estimó que debía ser un mínimo de 10 ganglios). Posteriormente se observó la ausencia de beneficio de realizar un vaciamiento ganglionar axilar cuando su estudio histológico demostraba una ausencia de metástasis. La incorporación de la biopsia selectiva del ganglio centinela (BSGC), permitió evitar un vaciamiento ganglionar sistemático minimizando así la incidencia de morbilidad secundaria (30).

La técnica quirúrgica de al BSGC consiste en la inyección de un radiotrazador en la mama afecta para estudiar el drenaje del tumor. En el quirófano se realiza la localización del ganglio centinela (GC) con una gammacámara portátil que nos indica exactamente su situación para así proceder a su exéresis. El análisis anatomopatológico del ganglio se hace de manera intraoperatoria. A grandes rasgos se acepta que: si el GC es negativo, o presenta una micrometástasis, no es necesario realizar el vaciamiento de la axila y se considera estadificada como con ganglios negativos; si es positivo, debe realizarse la linfadenectomía axilar que ha de contar con un mínimo de 10 ganglios para ser valorable. Recientemente, el estudio Z0011 publicado por Giuliano en 2011 ha generado cierta polémica y diversidad de opiniones acerca de la necesidad de linfadenectomía axilar en pacientes seleccionadas cuando tienen 1 o 2 ganglios centinelas positivos para metástasis (31).

1.3.2.3 Tipo histológico

El cáncer de mama constituye un heterogéneo grupo de lesiones infiltrantes. Aunque los tipos histológicos más frecuentes son el ductal y el lobulillar, existen otros muchos tipos, menos frecuentes, con distintos significados pronósticos (32).

El carcinoma ductal infiltrante (CDI) (**Figura 8**) es el más frecuente y representa el 75% de todos los canceres de mama. La OMS se refiere al CDI como "Not otherwise Specified" (NOS) o "Tipo no especial" (NST) (33).

Figura 8. Carcinoma ductal infiltrante de ningún tipo especial (NST)

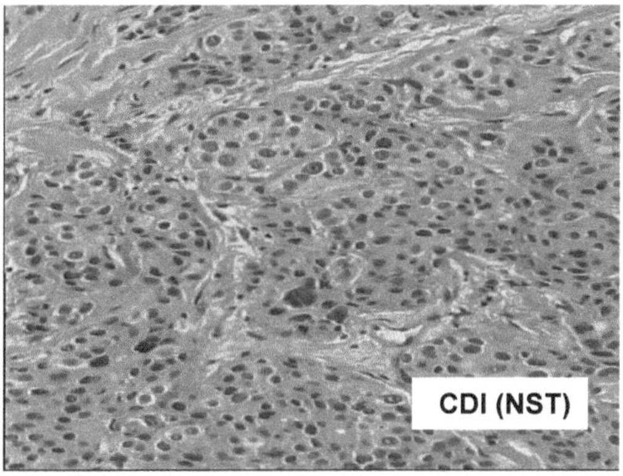

El carcinoma lobulillar infiltrante (CLI) (**Figura 9**) representa un 5-15% de todos los canceres de mama (34). A pesar de posibles excepciones suele presentar un perfil inmunohistoquímico (IHQ) favorable y se considera tiene mejor pronóstico. Entre las pacientes de 30 a 49 años el riesgo de mortalidad es el mismo que para el CDI NST, pero para las pacientes de 50 años o mayores sin afectación ganglionar se asocia a un riesgo de mortalidad reducido un 11% (35). Hay formas pleomórficas que pueden ser más agresivas (36).

Figura 9. Carcinoma lobulillar infiltrante

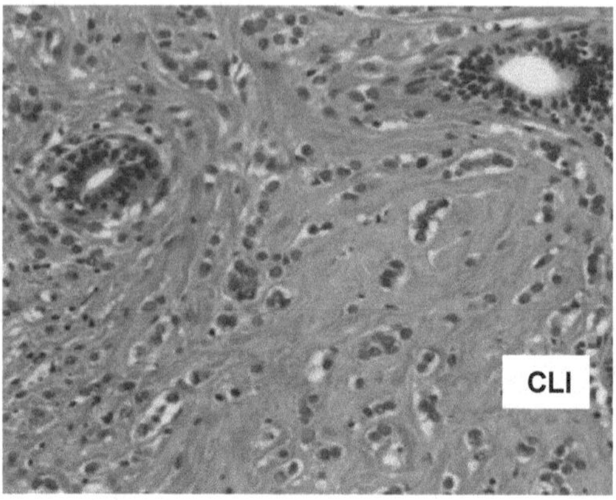

Existen otros tipos especiales de cáncer de mama mucho menos frecuentes, entre ellos encontramos:

El carcinoma mucinoso infiltrante (**Figura 10**) se asocia típicamente a un mejor pronóstico que los demás tipos de cáncer de mama (37), así como el tubular o el medular, presentan un 31-79% de disminución de riesgo de mortalidad comparado con el CDI NST (35).

Figura 10. Carcinoma mucinoso

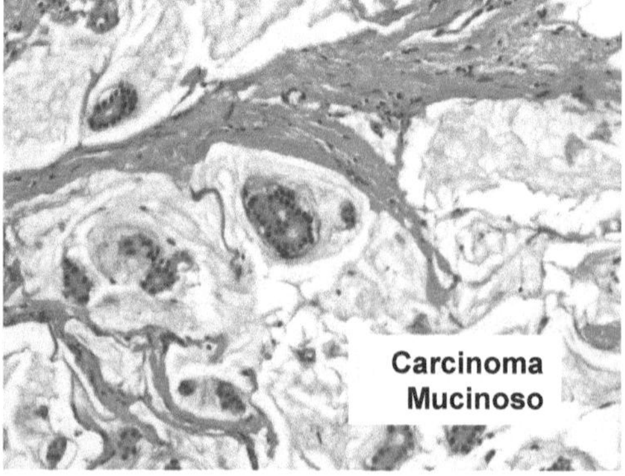

El carcinoma tubular (**Figura 11**) es así mismo poco frecuente, representa un 1-4% del total de los cánceres de mama. Se ha demostrado que muestra un pronóstico favorable con una baja tasa de afectación ganglionar y recidiva y una excelente supervivencia global (38). Recientes estudios concluyen que presenta mejor pronóstico que tumores ductales infiltrantes grado 1 (39).

Figura 11. Carcinoma tubular

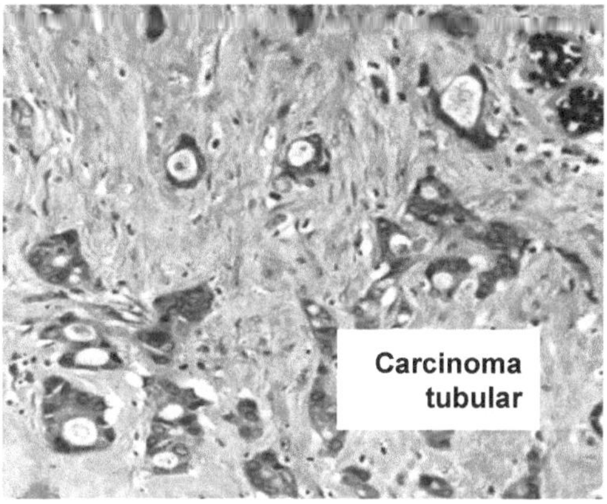

El carcinoma medular (**Figura 12**) de la mama representa menos del 5% de los casos de cáncer de mama, suele darse en pacientes más jóvenes y se divide en típico y atípico según si cumplen o no respectivamente toda una serie de criterios histológicos (40). Aunque su incidencia es baja, suscita bastante interés por su asociación con los tumores propios del BRCA-1 y los cánceres basal-like. A pesar de sus agresivas características histológicas como: la negatividad de receptores hormonales, el grado 3 y el hecho de presentar un fenotipo triple negativo con mayor frecuencia que los carcinomas ductales 40,4% vs 26,2%; $p<0.001$; presenta mejor pronóstico que los carcinomas no medulares con una supervivencia global a 10 años del 84% (40–42).

Figura 12. Carcinoma medular

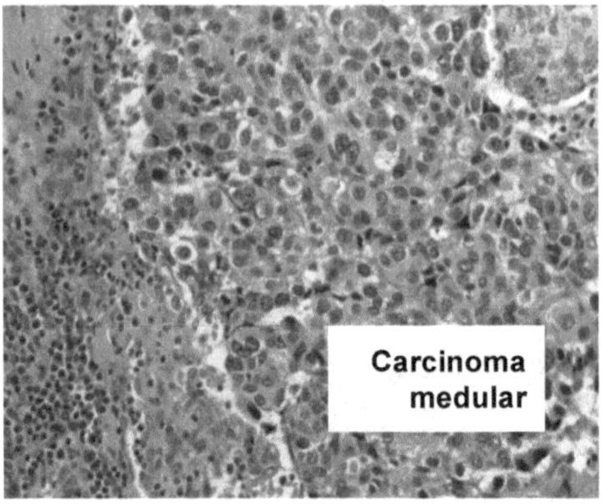

Los carcinomas papilares (**Figura 13**) son poco frecuentes. Suelen ser lesiones heterogéneas y más de la mitad de los casos se asocian a otros carcinomas infiltrantes. Se presentan en pacientes con edad avanzada y tienen muy buen pronóstico. Las metástasis ganglionares o a distancia son anecdóticas y se dan en los casos que asocian otro componente infiltrante (43).

Figura 13. Carcinoma papilar

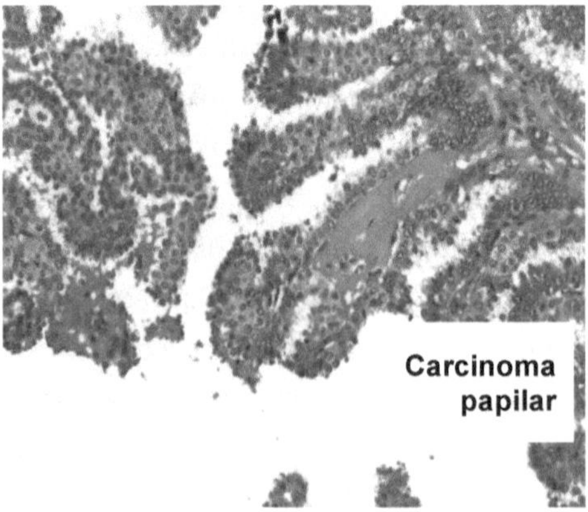

El carcinoma adenoide quístico (**Figura 14**) de la mama representa tan sólo un 0,1% de los cánceres de mama. El perfil IHQ de estos tumores encaja con los triple negativos con características Basal-like, pero a diferencia de estos, su proóstico es excelente con una supervivencia global a 10 años de entre el 90-100% (44–47).

Figura 14. Carcinoma adenoide quístico

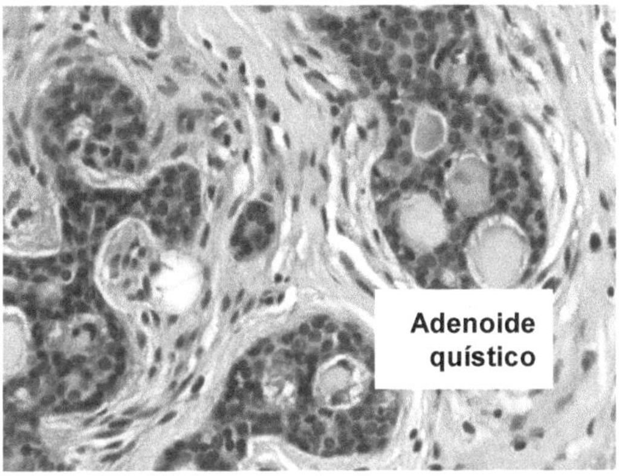

El carcinosarcoma o metaplásico sarcomatoide (**Figura 15**) de mama es una entidad extremadamente rara y clínicamente agresiva del cáncer de mama. Su pronóstico es malo cuando lo comparamos con otros tipos más frecuentes como el CDI NTS o el CLI (48).

Figura 15. Carcinoma metaplásico sarcomatoide

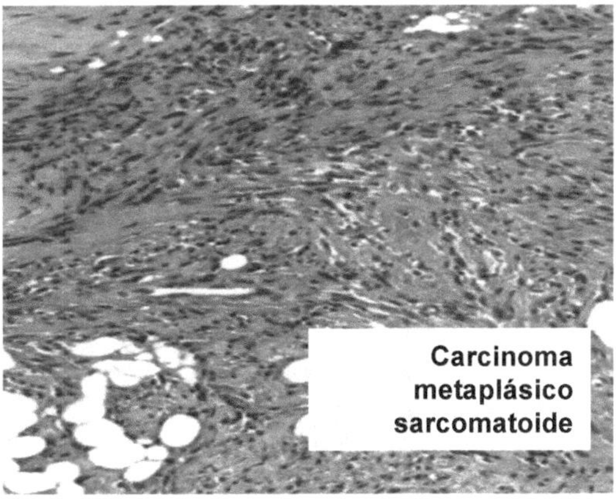

1.3.2.4 Grado histológico

Existe una relación significativa entre el grado histológico y el pronóstico del cáncer de mama. La supervivencia empeora con el aumento de este grado (22,49,50). El sistema de evaluación de Nottinghan del grado histológico ha demostrado tener una buena reproductibilidad (51,52) y su utilización es ampliamente aceptada en Europa, Estados Unidos y Australia (53).

El método de Nottinghan propuesto por Elston y Ellis (54) es el más utilizado en nuestro medio para establecer el grado histológico del cáncer de mama. Se trata de una modificación del sistema publicado en 1957 por Scarff-Bloom-Richardson (55). Se basa en la evaluación de tres características tumorales: formación de túbulos, pleomorfismo nuclear y número de mitosis. A cada una se le asigna una puntuación del 1 al 3 (**Figura 16**).

Figura 16. Método Elston -Ellis

Parámetro/Puntuación	1	2	3
Diferenciación tubular	>75%	10-75%	<10%
Pleomorfismo nuclear	Mínimo	Moderado	Marcado
Número de mitosis (media en 0.865mm2)	<7	7-13	>13

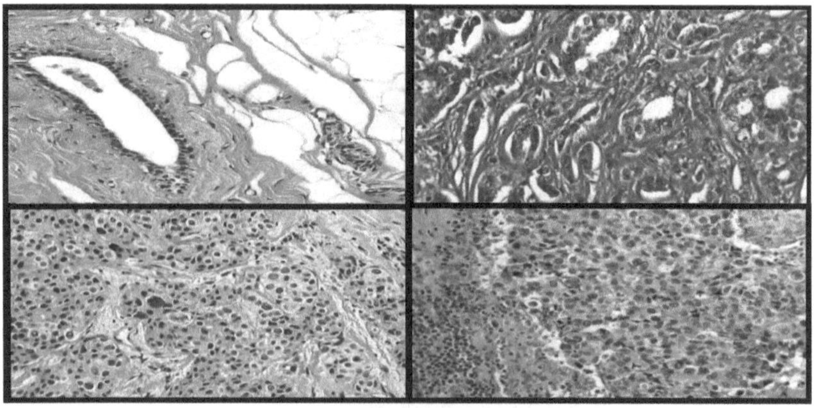

Respecto a la formación de túbulos se asigna un 1 cuando ésta es superior al 75%, un 2 si se encuentra entre el 10 y el 75% y un 3 si es menor al 10%.

El pleomorfismo nuclear valora la morfología de los núcleos en base a una serie de características y recibirán una puntuación mayor cuanto más se diferencien éstas de las de un núcleo normal, así asignará un 1 a los núcleos pequeños, regulares y uniformes que tan sólo hayan variado discretamente la forma y el tamaño. Un 2 si esta variación es moderada y un 3 si existe una marcada alteración de las características morfológicas y de tamaño.

Por último, el número de mitosis se cuentan por campos (número de mitosis por 10 campos de gran aumento) en la periferia de los tumores e ignorando los núcleos apoptóticos. Se asigna una puntuación que dependerá también del área del campo que varía con cada microscopio. A grandes rasgos cuantas más mitosis más puntuación.

Una vez obtenidas estas tres puntuaciones se suman y si el resultado es de entre 3 y 5 se asigna un grado 1 "bien diferenciado", si es de 6 ó 7 se asigna un grado 2 "moderadamente diferenciado" y el grado 3 "poco diferenciado" sería para las puntuaciones de 8 y 9.

Diferentes estudios han sugerido la existencia de una correlación entre el Ki67 y el número de mitosis utilizado para la gradación histológica (56,57) aunque ambos parámetros son difíciles de estandarizar.

1.3.2.5 Invasión vascular y linfática

Se define como la presencia de células tumorales en los vasos linfáticos o venosos. Con frecuencia es difícil distinguirlos y por ello se habla de invasión linfo-vascular. Algunos estudios encuentran una asociación estadísticamente significativa con la afectación ganglionar (58), el aumento de riesgo de recidiva local (59,60) y de metástasis a distancia (61). Aunque en general la evaluación de realiza con tinciones convencionales de hematoxilina-eosina, en ocasiones puede ser de utilidad la utilización técnicas de IHQ, como FVIII y CD31, para la correcta identificación de los endotelios vasculares (62).

1.3.2.6 Receptores hormonales

La presencia de receptores hormonales y su sobre-expresión es uno de los factores pronósticos más conocidos y mejor establecidos en el cáncer de mama.

Todos los órganos involucrados en el proceso reproductivo se encuentran coordinados mediante las hormonas esteroideas para que puedan armonizar su función a pesar de encontrarse en localizaciones totalmente dispersas.

Para que este mensaje coordinador pueda modificar adecuadamente la respuesta tisular es necesario que existan estructuras que lo reciban e interpreten. Estas se conocen como receptores. Existen receptores para todas las hormonas esteroides que se integran en una amplia "familia" junto con los de las hormonas tiroideas y el ácido retinoico. Se encuentran en las células de los tejidos que denominamos "hormono dependientes" y que además de los que integran el aparato genital incluyen otros de localización tan dispar como el epitelio vascular, las células implicadas en el recambio óseo, el timo o el cerebro.

La mama es un órgano reproductivo ya que sin ella la reproducción no sería posible. El tejido glandular mamario, su componente noble, es rico en RE y receptores de progesterona (RP) que facilitan los procesos de mamogénesis, galactogénesis y galactopoyesis.

Los receptores de esteroides son estructuras proteicas en las que se distinguen 3 zonas funcionales distintas: la de relación con el agonista, es decir la hormona que estimulará la célula, la que se relaciona con la zona del núcleo que se conoce como "elemento de respuesta" y una zona o "asa" intermedia que mantiene su estructura terciaria.

Los receptores de esteroides se distribuyen de forma irregular en el citoplasma y en el núcleo. Como lípidos que son, los esteroides difunden a través de la membrana y se vinculan a la región adecuada del receptor. A partir de este momento tienden a dimerizarse con otro complejo estrógeno-receptor formando agregados a los que se añaden cofactores, como AF-1 y AF-2, que facilitan su transporte al núcleo y su fijación al elemento de respuesta actuando como factores de transcripción (co-activadores).

Durante el proceso de fijación y dimerización se pueden formar homodímeros (las dos isoformas son iguales) o heterodímeros con dos isoformas distintas, sin que ello influya en el efecto biológico ni en el resultado de las pruebas de determinación.

Existen dos isoformas distintas tanto para los RE como RP. En el caso de los RE se denominan α y β mientras que los RP se conocen como A y B. Aunque la mayoría de órganos hormono-dependientes poseen los dos tipos de isoformas, en el caso de la mama predominan los RE tipo α. Las dos isoformas del RP son estructuralmente muy similares, se codifican por el mismo gen y, de hecho uno es una forma truncada del otro.

Los tumores que poseen RE pueden ser consecuencia de una potenciación de los efectos de una mutación espontánea a través de los efectos del estímulo estrogénico que incrementa la multiplicación celular. De hecho en el tejido tumoral que posee RE estos están sobre-expresados en comparación con el tejido normal.

La importancia de la presencia de RE tanto para determinar su pronóstico como para planificar su tratamiento hace imprescindible su estudio casi de forma simultánea al diagnóstico histológico.

En una primera etapa después de su identificación la determinación de receptores se realizaba en medio líquido y tejido en fresco con un sistema radio-inmunológico con carbón recubierto de dextrano y estrógeno marcado con Iodo 125. El resultado se expresaba en fentomoles y tenía una gran precisión pero la técnica era laboriosa, larga y cara.

Por razones de complejidad y coste esta técnica ha sido sustituida por la IHQ (**Figura 17**) para la que actualmente se dispone de anticuerpos muy específicos que permiten realizar las determinaciones tanto en fresco como en cortes de bloques de parafina. Los anticuerpos se fijan simultáneamente a los receptores libres como los que constituyen ya complejos hormona receptor y se puede realizar una estimación tanto del número de células teñidas (número de células positivas) como de la intensidad de la tinción (número de receptores). Los distintos pasos de la técnica: fijación, anticuerpo usado, tinción, forma de lectura etc... pueden dar resultados imprecisos o contradictorios con las determinaciones realizadas sobre la misma muestra en otros laboratorios. Por ello es importante seguir las recomendaciones de la guía conjunta de la ASCO y la Sociedad Americana de Patólogos (63).

Figura 17. Tinción inmunohisoquímica de receptores hormonales

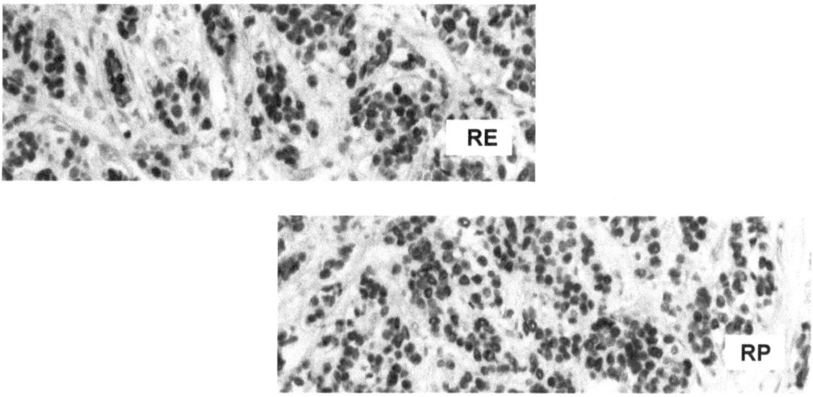

Aunque al inicio se requirió que al menos un 10% de las células tumorales se tiñeran para considerar un tumor RE positivo actualmente se es menos estricto y se considera RE positivo un tumor que tenga más del 1% de las células que marquen la presencia de receptores.

Para orientar adecuadamente la práctica clínica los informes anatomopatológicos deben informar del % de las células tumorales con tinción positiva de los núcleos después de revisar la muestra representativa del tumor en toda su extensión. También una estimación de la intensidad de la tinción de 1 a 3 en forma de + y finalmente un diagnóstico del patólogo sobre si se debe considerar el tumor RE y/o RP positivo o negativo. Una alternativa es usar el sistema Allred, que va de 0 a 8 y es más fácilmente reproducible (64).

Es posible encontrar tumores RE y RP positivos o solo RE o RP. Teniendo en cuanta la dinámica de expresión de los receptores en la célula la posibilidad de un tumor solo RP positivo es poco plausible y el hallazgo es probablemente debido a aspectos técnicos. Estos tumores deben considerarse y tratarse como RE positivos.

La presencia de RE tiene capacidad predictiva y pronóstica porque está en relación directa con el grado de diferenciación. Es fácil entender que solo un tumor bien diferenciado puede expresar, aunque sea de forma exagerada, elementos constituyentes de la célula mamaria normal como los receptores. En presencia de pleomorfismo nuclear es difícil que estructuras tan específicas puedan expresarse. De hecho son muy raros los tumores de bajo grado y tamaño pequeño que no expresen receptores RE y RP.

Los RE son además una diana terapéutica para los tratamientos hormonales, ya que los tumores que los expresan utilizan el estradiol como su principal estímulo de crecimiento y toda medida que restringe el acceso al receptor limita el crecimiento tumoral y evita la progresión de nuevas zonas de la mama que hayan emprendido un proceso de malignización.

Todo ello permite plantear estrategias terapéutica menos agresivas y más eficientes.

Diferentes ensayos clínicos han demostrado que los tumores que no expresan RE pueden llegar a presentar una respuesta patológica completa con un tratamiento de quimioterapia neoadyuvante con mayor probabilidad que los que sí los expresan (65).

1.3.2.7 Her-2

El gen del receptor para el factor de crecimiento epidérmico humano 2 (HER2/neu) se localiza en el cromosoma 17q. Es el homólogo humano al que primero se descubrió en tumores químicamente inducidos en modelos experimentales realizados en ratas (66). Codifica una proteína que es un receptor transmembrana cuyo dominio intracelular tiene actividad tirosin-cinasa. Dicho receptor es miembro de la familia de los receptores para el factor de crecimiento epidérmico (familia HER) (67). La amplificación del gen HER2/neu que se asocia con la sobreexpresión de la proteína que codifica ha sido identificada en el 15-20% de los cánceres de mama infiltrantes (68).

Múltiples estudios asocian la amplificación del gen HER2/neu o la sobreexpresión de la proteína HER2 (p185 HER2) a un mal pronóstico del cáncer de mama (69,70) (71–73). Ello es consecuencia de la presencia exagerada de receptores de membrana disponibles y a la acción promotora del crecimiento celular que supone su ocupación por el factor epidérmico de crecimiento.

Para determinar si un tumor tiene amplificación del gen HER2 se utilizan diferentes técnicas (74). Los estudios parecen asignar mayor fiabilidad a la amplificación del gen HER2/neu por técnica de FISH aunque es el método más caro y más lento. Se ha propuesto utilizar un método de IHQ con un anticuerpo monoclonal (Herceptest) para limitar los casos en que haya que proceder a realizar una técnica de hibridación FISH (**Figura 18**) (75).

Figura 18. Métodos determinación de HER2

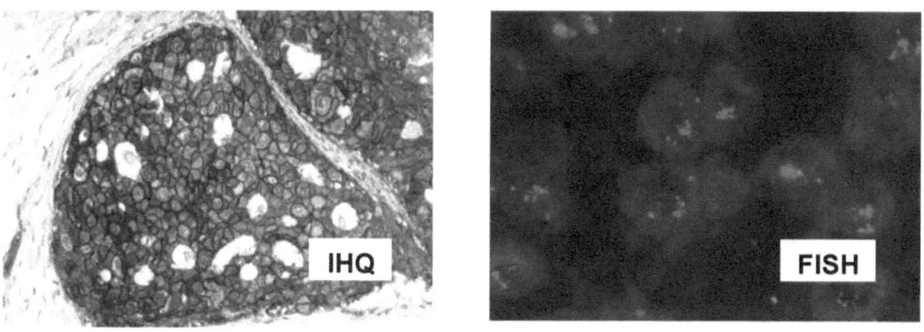

Así, tan sólo se aplicaría en los casos en que el resultado equívoco y haya que ratificar la positividad. En la valoración de los resultados de estas técnicas se publicaron en el año 2013 los criterios del Colegio Americano de patólogos (CAP), así como la sociedad americana de Oncología (ASCO) (76).

La amplificación de gen HER2/neu y/o la sobreexpresión de HER2 es además de un factor pronóstico de mayor agresividad tumoral, un excelente factor predictivo de respuesta a los tratamientos que van dirigidos contra esta diana como el trastuzumab, el pertuzumab o el lapatinib (68).

1.3.2.8 Ki67

El Ki67 fue descrito por primera vez en 1983 por Gerdes et al. Descubrieron que el anticuerpo KI67 reconocía un antígeno expresado únicamente en los núcleos de las células en proliferación y no en aquellas células que se encontraban en reposo (77).

El Ki67 es una proteína nuclear no histona que recibió su nombre de la ubicación del investigador que la descubrió. Así "Ki" viene de la Universidad de Kiel, en Alemania, y "67" se refiere al número de la clona en el que se identificó. EL hecho de que universalmente se expresara exclusivamente en las células en replicación condujo a posteriores estudios para establecerlo como un marcador de proliferación celular. Para la determinación IHQ inicialmente el anticuerpo frente a Ki67 se aplicó tan sólo en tejido fresco, se desarrollaron muchos otros anticuerpos para poder aplicarlo en muestras de parafina (78). El anticuerpo monoclonal MIB-1 es el más extendido (**Figura 19**) (65).

Figura 19. Tinción IHQ con MIB-1 del Ki67

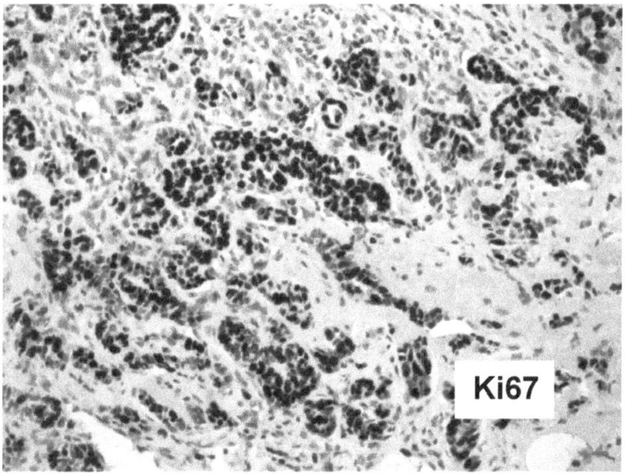

La expresión de Ki67 es un buen indicador de proliferación celular así como un excelente factor pronóstico tal como queda reflejado en la literatura (79). No obstante, actualmente no existe un procedimiento estándar para su evaluación en el cáncer de mama, así como tampoco un acuerdo en los puntos de corte para Ki67. Por todo esto, las comparaciones entre laboratorios y entre estudios son limitadas (80).

El 12 de marzo de 2010, diversos investigadores fueron convocados por el Dr. Dowsett y el Dr. Hayes, respectivos copresidentes del "Breast International Group" y el "North American Breast Cancer Group Biomarker Working Party", en Londres para revisar el estado actual de las técnicas de la evaluación Ki67 y su potencial utilidad. Estos investigadores, designaron el " Grupo de Trabajo Internacional del Ki67 en el Cáncer de mama". Este grupo propuso directrices para el análisis, presentación de informes, y el uso de Ki67 que deberían reducir la variabilidad entre laboratorios y mejorar la comparabilidad de los resultados entre estudios Ki67 (81).

Además el Ki67 está adquiriendo mayor importancia en los últimos años ya que es el utilizado para definir, de forma indirecta, algunos subtipos moleculares como los Luminal B (82).

Respecto al valor predictivo del Ki67 diversos estudios han tratado de dar una respuesta pero de momento no hay un acuerdo. Algunos de ellos han encontrado una asociación entre un Ki67 "alto" antes del tratamiento sistémico y buenas respuestas al mismo en un marco de neoadyuvancia (83); en cambio otros no han encontrado tal asociación (80,84).

1.4 Clasificación histológica del cáncer de mama

El Grupo de trabajo de la Organización Mundial de la Salud (OMS) presenta una detallada clasificación de los tumores de mama, que incluyen los tumores benignos y que presentamos en la **tabla 1** (33). Los divide en: Epiteliales, mioepiteliales, mesenquimatosos, fibroepiteliales, Tumores del pezón, procesos linfoproliferativos, tumores metastásicos y tumores de la mama en el hombre.

Entre los epiteliales encontramos multitud de carcinomas, muchos de ellos altamente infrecuentes, tumores intraductales y proliferaciones benignas. Los carcinomas más frecuentes de este grupo son: Ductal infiltrante NOS, Lobulillar, Tubular, Medular, Mucinoso, Papilar, Adenide quístico, Metaplásico, Inflamatorio y los tumores neuroendocrinos.

Los tumores fibroepiteliales incluyen los Fibroadenomas, los tumores Filodes (benigno, maligno y borderline), los sarcomas periductales de bajo grado y los hamartomas.

Entre los tumores del pezón destacaríamos la enfermedad de Paget de la mama.

Tabla 1. Clasificación histológica de los tumores de mama de la OMS

TUMORES EPITELIALES

Carcinoma ductal infiltrante ("not otherwise specified")
- Carcinoma tipo mixto
- Carcinoma pleomórfico
- Carcinoma con células gigantes osteoclasticas
- Carcinoma con rasgos coriocarcinomatosos
- Carcinoma con rasgos melanoticos

Carcinoma Lobulillar infiltrante
Carcinoma tubular
Carcinoma cribriforme infiltrante
Carcinoma medular
Carcinoma mucinoso y otros tumores con abundante mucina
- Carcinoma mucinoso
- Cistadenocarcinoma y Carcinoma mucinoso de células columnares
- Carcinoma de céulas en anillo de sello

Tumores neuroendocrinos
- Carcinoma sólido neuroendocrino
- Tumor carcinoide atípico
- Carcinoma de células pequeñas ("oat cell")
- Carcinoma neuroendocrino de células grandes

Carcinoma papilar infiltrante
Carcinoma micropapilar infiltrante
Carcinoma Apocrino
Carcinomas metaplásicos
- Carcinoma epiteliales metaplásicos puros
    * Carcinoma de células escamosas
    * Adenocarcinoma con metaplasia células en huso
    * Carcinoma adenoescamoso
    * Carcinoma mucoepidermoide
- Carcinoma metaplásico mixto epitelial/mesenquimal

Carcinoma rico en lípidos
Carcinoma secretor
Carcinoma oncocítico
Carcinoma adenoide quístico
Carcinoma de células acinares
Carcinoma de células claras ricas el glicógeno
Carcinoma sebáceo
Carcinoma inflamatorio
Neoplasia lobulillar
- Lobulillar carcinoma in situ

Lesiones de proliferación iIntraductal
- Hiperplasia ductal usual
- Atipia epitelial plana
- Hiperplasia ductal atípica
- Carcinoma ductal in situ

Carcinoma microinvasivo
Neoplasias papilares intraductal
- Papiloma central
- Papilloma periférico
- Papilloma atípico
- Carcinoma papilar intraductal
- Carcinoma papilar intraquístico

Proliferaciones epiteliales benignas
- Adenosis incluyendo variantes (esclerosa, apocrina, de ducto terminal, microglandular y adenomioepitelial)
- Cicatriz radial / lesión esclerosante compleja
- Adenomas (tubular, lactante, apocrino, pleomórfico y ductal)

LESIONES MIOEPITELIALES

Mioepiteliosis
Adenosis adenomioepitelial
Adenomioepitelioma
Mioepitelioma maligno

TUMORES MESENQUIMALES

Hemangioma
Angiomatosis
Hemangiopericltoma
Hiperplasia estromal pseudoangiomatosa
Miofibroblastoma
Fibromatosis (agresiva)
Tumor inflammatorio miofibroblastico
Lipoma (Angiolipoma)
Tumor de célula granular
Neurofibroma
Schwannoma
Angiosarcoma
Liposarcoma
Rhabdomiosarcoma
Osteosarcoma
Leiomioma
Leiomiosarcoma

TUMORES FIBROEPITELIALES

Fibroadenoma
Tumor Phyllodes
- Benigno
- Borderline
- Maligno

Sarcoma estromal periductal, bajo grado
Hamartoma mamario

TUMORES DEL PEZÓN

Adenoma del pezón
Adenoma siringomatoso
Enfermedad de Paget del pezón

LINFOMA MALIGNO

Linfoma de células grandes-B difuso
Linfoma de Burkitt
Linfoma extranodal zona marginal células B tipo MALT
Linfoma folicular

TUMORES METASTÁSICOS

TUMORES DE MAMA EN EL HOMBRE

Ginecomastia
Carcinoma
- Invasivo
- In situ

1.5 Clasificación molecular del cáncer de mama

La clasificación molecular del cáncer de mama se inició a principios de este milenio con una publicación de Perou et al. en el año 2000 (85) y cambió radicalmente nuestra visión del cáncer de mama. Observando la diversidad y heterogeneidad de los tumores de mama en su historia natural y respuesta a los tratamientos, caracterizaron diferentes tumores con microarrays de RNA que representaban múltiples genes humanos y descubrieron que los tumores podían ser clasificados en subtipos según sus diferentes patrones de expresión génica (85).

Así definieron cinco subtipos moleculares y encontraron diferencias estadísticamente significativas en cuanto a supervivencia global entre los subtipos. Los subtipos basal-like y ERBB2+, por ejemplo, se asociaban a un menor tiempo de supervivencia global y libre de enfermedad (86–88).

Durante los últimos 10 años, los análisis genómicos utilizando microarrays, han revolucionado la investigación del cáncer. Algunos de estos han servido de base para comercializado pruebas que ahora se están evaluando en grandes ensayos clínicos (89). En la **figura 20** podemos observar de forma gráfica la evolución histórica de la evaluación de las neoplasias. Inicialmente los estudios anatomo-patológicos macroscópicos, a continuación la histología con tinción de hematoxilina-eosina. La siguiente imagen representaría las tinciones IHQ y por último los microarrays.

Debido a que no siempre es factible obtener información de la expresión génica con arrays, una clasificación simplificada, siguiendo de cerca la propuesta por Cheang et al. (90), ha sido adoptada desde hace unos años como una alternativa útil para la práctica clínica habitual. Los subtipos definidos por criterios clinicopatológicos son similares, pero no idénticos a los subtipos intrínsecos y representan una buena aproximación (91,92). Este enfoque utiliza la definición IHQ de los RE y RP, la detección de la sobreexpresión y / o amplificación de HER2 oncogén, y el índice Ki-67 como marcador de la proliferación celular. Esta clasificación "molecular" alternativa se aceptó en el Consenso Internacional de expertos de St Gallen 2011 (91) y la revisión de St Gallen 2013 (93).

Figura 20. Evolución estudio de los tumores hasta los microarrays

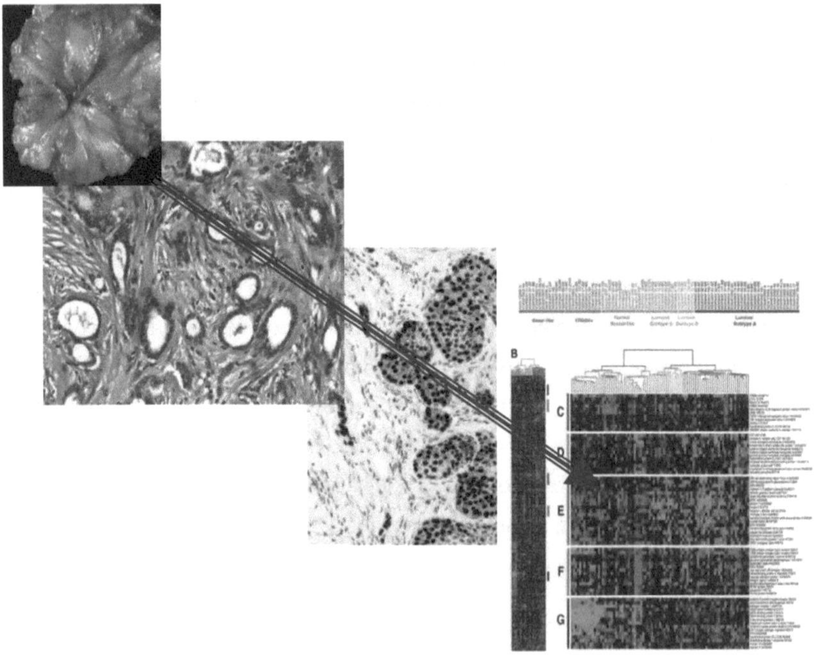

En la **tabla 2** se resumen las correspondencias clínico-patológicas para los diferentes subtipos moleculares según la revisión de St Gallen 2013:

- Tumores de **tipo luminal**, constituyen alrededor de un 75-80% de los carcinomas de mama. Se caracteriza por la elevada expresión de los genes que caracterizan las células epiteliales luminales (94). Se diferencia en 2 subtipos: Luminales A-like (**Figura 21**) y Luminales B-like (**Figura 22**), ambos presentan RE positivos pero en los luminal A el KI67, o alguno de los parámetros de proliferación, es bajo y los RP positivos y en los luminales B el Ki67 es alto y los RP pueden ser positivos o no (90). A su vez los Luminales B se subdividirían en HER2 positivos y negativos.

Figura 21. Tumores tipo luminal A

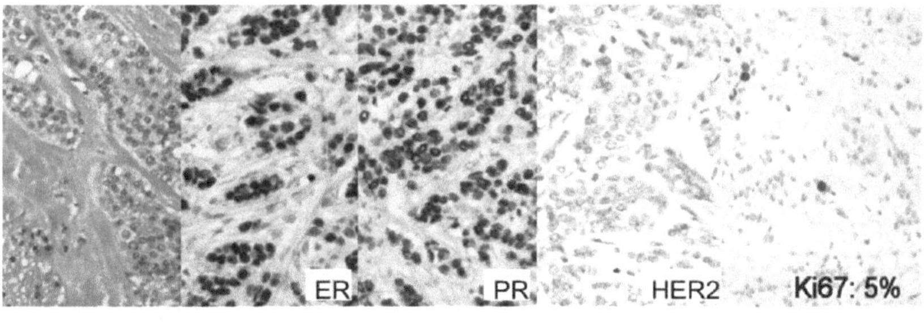

Figura 22. Tumores tipo luminal B

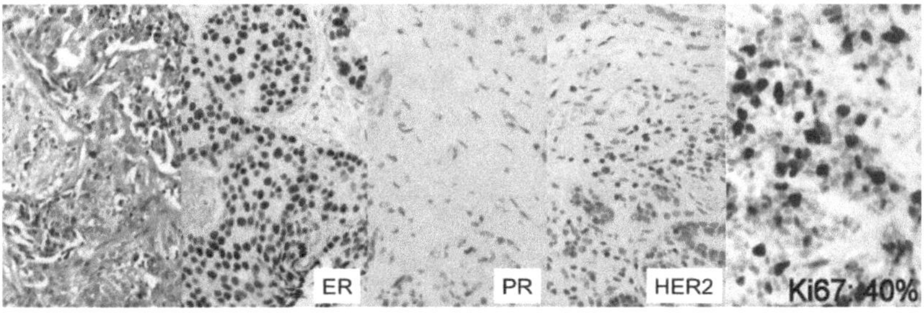

- Tumores **tipo basal**, se asocia con la expresión de genes característicos de las células mioepiteliales basales del acino mamario. No expresan receptores homonales ni sobreexpresan HER2 (95). Se asocian con una alta tasa de proliferación y un peor pronóstico cuando se compara con los de tipo luminal. Una definición basada en la ausencia de expresión de receptores no es la más adecuada, dado que aumenta la posibilidad de errores de clasificación, por este motivo se ha propuesto ampliar el número de anticuerpos utilizados para clasificar este subtipo de neoplasia mamaria y en la actualidad se utiliza un panel de 5 anticuerpos, RE, RP, HER2, EGFR y CK5/6 (**Figura 23**) que clasifica este subtipo de tumores con una especifidad del 100% y una sensibilidad del 76% (96,97).

Figura 23. Tumores tipo basal

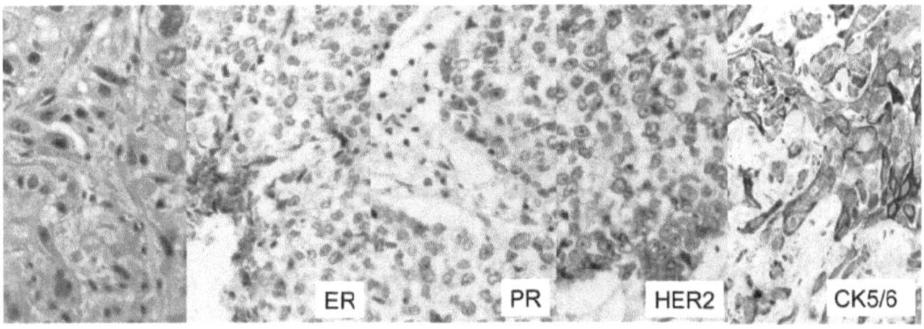

- Tumores **tipo HER2 positivos** que se caracterizan por no expresar receptores hormonales y presentar amplificación de HER2 (**Figura 24**).

Figura 24. Tumores HER2 positivos

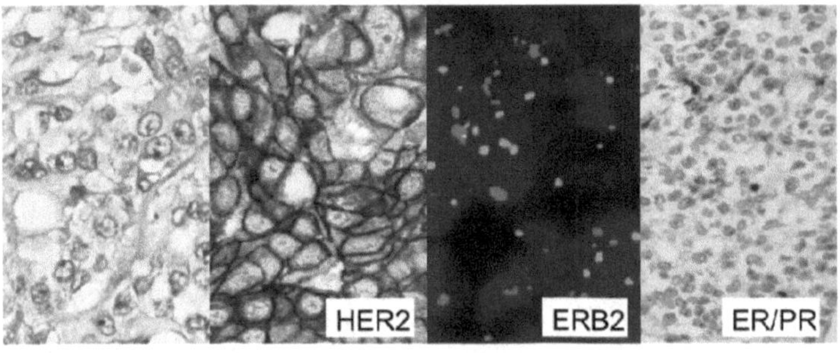

Tabla 2. Definiciones alternativas de los subtipos moleculares intrínsecos de cáncer de mama (93).

Subtipo molecular	Definición clínico-patológica correspondiente
Luminal A	"Luminal A-like" todos los siguientes: - RE y RP positivos - HER2 negativo - Ki-67 "bajo" Riesgo de recidiva "bajo"
Luminal B	a) "Luminal B-like (HER2 negativo)" - RE positivo - HER2 negativo Y al menos uno de: - Ki-67 "alto" - RP "negativos o bajos" Riesgo de recidiva "alto"
	b) "Luminal B-like (HER2 positivo)" - RE positivo - HER2 sobre-expresado o amplificado - Cualquier Ki-67 Cualquier RP
HER2	"HER2 positivo (no-luminal)" HER2 sobre-expresado o amplificado, RE and RP negativos
Basal	"Triple negativos" RE y RP negativos HER2 negativo

1.6 Estadios del cáncer de mama

El estadiaje de un tumor es la evaluación de la extensión de un tumor y por lo general este se correlaciona con el pronóstico. El sistema de estadiaje del cáncer de mama propuesto por la American Joint Committee of Cancer (AJCC) y la Union Internationale Contre le Cancer (UICC) se realiza en basa a la clasificación TNM de tumores sólidos. Es el sistema de estadiaje que se utiliza más frecuentemente en el cáncer de mama. Los enormes avances en el cáncer de mama los últimos años han hecho que las últimas 2 revisiones del sistema TNM se hayan dado tan sólo en el plazo de 4 años, una en 2006 (98) y la séptima en 2010 (99), en esta última sólo se realizan cambios menores.

La nomenclatura del sistema TNM básica es la siguiente:

- T: Tamaño del tumor primario
- N: Ausencia o presencia y extensión a ganglios linfáticos regionales
- M: Ausencia o presencia de metástasis a distancia

Los prefijos modificantes son:

- c: Estadiaje en base a la exploración clínica
- p: Estadiaje en base al examen histopatológico
- y: Estadiaje realizado tras una terapia neoadyuvante
- r: Estadiaje de las recidivas locales o recurrencias

Algunas normas del sistema son:

- Debe haber una confirmación histológica de malignidad
- En la clasificación pT sólo se medirá el componente infiltrante
- Cuando se detecte más de 1 foco tumoral en la misma mama se clasificará el T de mayor tamaño
- Los cánceres de mama bilaterales sincrónicos se clasificarán de forma independiente

En las siguientes tablas presentamos la última clasificación TNM de 2015 (100). La **tabla 3** resume esquemáticamente la "T", la **tabla 4a** la "N" clínica y la **tabla 4b** la "N" patológica, la **tabla 5** nos presenta la "M".

Tabla 3. Definiciones de la "T"

TUMOR PRIMARIO "T "		
Tx	El tumor primario no puede ser evaluado	
T0	No evidencia tumoral	
Tis	Carcinoma in situ	
	Tis (CDis)	Carcinoma ductal in situ
	Tis (CLis)	Carcinoma lobulillar in situ
	Tis (Paget)	Enfermedad Paget sin lesión intramamaria subyacente
T1	Tumor de 20 mm o menos de diámetro mayor	
	T1mi	Microinvasión 1 mm o menos de diámetro mayor. Cuando hay más de un foco se clasifica según el de mayor tamaño
	T1a	Tumor > 1 mm pero ≤ 5 mm en su diámetro mayor
	T1b	Tumor > 5 mm pero ≤ 10 mm en su diámetro mayor
	T1c	Tumor > 10 mm pero ≤ 20 mm en su diámetro mayor
T2	Tumor > 20 mm pero ≤ 50 mm en su diámetro mayor	
T3	Tumor > 50 mm en su diámetro mayor	
T4	Tumor de cualquier tamaño que afecte a pared torácica o piel	
	T4a	Tumor con invasión de pared torácica (costillas, músculos intercostales y serrato anterior, pero no a pectorales)
	T4b	Edema de piel, ulceración o letálides ipsilaterales
	T4c	T4a + T4b
	T4d	Carcinoma inflamatorio

Tabla 4a. Definiciones de la "N" clínica

GANGLIOS LINFÁTICOS REGIONALES "N " (La valoración se realizará según exploración clínica o pruebas de imagen)		
Nx	La cadena ganglionar no puede ser evaluada	
N0	Ausencia de metástasis en ganglios linfáticos regionales	
N1	Metástasis axilares homolaterales móviles en niveles I y II de Berg	
N2	Metástasis en ganglios axilares fijos o en mamaria interna homolaterales	
	N2a	Metástasis en ganglios axilares homolaterales en niveles I y II, fijos entre ellos o a otras estructuras
	N2b	Metástasis sólo en ganglios mamarios internos homolaterales, en ausencia de metástasis axilares
N3	Metástasis en ganglios infraclaviculares, nivel I y II con mamaria interna o supraclaviculares	
	N3a	Metástasis en ganglios infraclaviculares homolaterales (nivel III)
	N3b	Metástasis ganglionares en cadena mamaria interna y axilares niveles I y II, homolaterales
	N3c	Metástasis en ganglios supraclaviculares homolaterales

Tabla 4b. Definiciones de la "N" patológica

GANGLIOS LINFÁTICOS REGIONALES "pN "		
pNx	Los ganglios linfáticos no pueden ser evaluados (no linfadenectomía o linfadenectomía anterior)	
pN0	Ausencia de metástasis ganglionares regionales. Las células tumorales aisladas (CTA) son agrupaciones de menos de 0,2 mm o menos de 200 células en un único corte, por H&E o IHQ	
	pN0 (i-)	No hay metástasis ganglionares por H&E ni por IHQ
	pN0 (i+)	CTA demostradas por H&E o IHQ
	pN0 (mol-)	Hallazgos moleculares negativos por RT-PCR
	pN0 (mol+)	Hallazgos moleculares positivos por RT-PCR
pN1	Micro o macrometástasis en ganglios axilares y/o cadena mamaria interna, detectadas mediante disección de ganglio centinela	
	pN1mi	Micrometástasis > 0,2 mm o 200 células, pero ≤ 2 mm
	pN1a	Metástasis en 1-3 ganglios axilares, al menos una > 2 mm
	pN1b	Micro o macrometástasis en cadena mamaria interna, por disección ganglio centinela, no previamente sospechadas
	pN1c	Micro o macrometástasis en ganglios axilares y mamaria interna, por disección ganglio centinela, no previamente sospechadas
pN2	Metástasis en 4 a 9 ganglios axilares o en cadena mamaria interna previamente sospechados	
	pN2a	Metástasis en 4-9 ganglios axilares, al menos una > 2 mm
	pN2b	Metástasis en cadena mamaria interna, previamente sospechadas, en ausencia de metástasis axilares
pN3	Metástasis en 10 o más ganglios axilares, o en axila y cadena mamaria interna o supraclaviculares	
	pN3a	Metástasis en 10 o más ganglios axilares, al menos una > 2 mm, o en ganglios de nivel III axilar
	pN3b	- Metástasis en cadena mamaria interna, previamente sospechadas, con 1 o más metástasis axilares de niveles I y/o II - Metástasis en más de 3 ganglios axilares y en cadena mamaria interna ,no sospechados, por disección de ganglio centinela
	pN3c	Metástasis en ganglios supraclaviculares

Tabla 5. Definiciones de la "M"

METÁSTASIS A DISTANCIA "M "	
M0	No evidencia clínica ni radiológica de metástasis
M0 (i+)	No evidencia clínica ni radiológica de metástasis, pero con detección de depósitos tumorales por microscopia o por métodos moleculares en sangre, médula ósea u otro tejido regional inferior a 0,2 mm en pacientes asintomáticas
M1	Metástasis detectadas por clínica, métodos imagen y/o histología, > 0,2 mm

Una vez asignados los valores de las tres variables (TNM) y en función de éstas se extrae el estadio de la enfermedad (**Tabla 6** y **Figura 25**)

Tabla 6. Estadíos del cáncer de mama según el TNM

CLASIFICACIÓN POR ESTADIOS			
Estadio 0	Tis	N0	M0
Estadio IA	T1 (incluye T1mic)	N0	M0
Estadio IB	T0 T1 (incluye T1mic)	N1mic N1mic	M0 M0
Estadio IIA	T0 T1 (incluye T1mic) T2	N1 N1 N0	M0 M0 M0
Estadio IIB	T2 T3	N1 N0	M0 M0
Estadio IIIA	T0 T1 (incluye T1mic) T2 T3 T3	N2 N2 N2 N1 N2	M0 M0 M0 M0 M0
Estadio IIIB	T4 T4 T4	N0 N1 N2	M0 M0 M0
Estadio IIIC	Cualquier T	N3	M0
Estadio IV	Cualquier T	Cualquier N	M1

M0 incluye M0 (i+).

Figura 25. Estadios del cáncer de mama

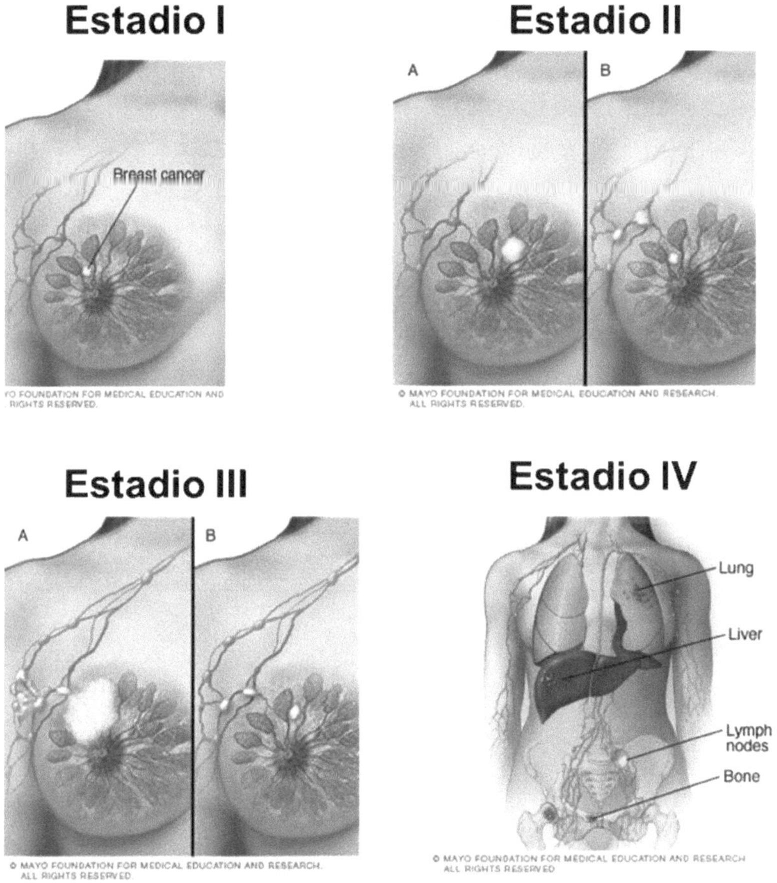

1.7 Tratamiento

1.7.1 Tratamiento quirúrgico del cáncer de mama

1.7.1.1 Cirugía clásica

La cirugía del cáncer de mama ha experimentado grandes avances desde sus inicios y una rápida evolución sobre todo en los últimos años. La mastectomía descrita por Halsted y Meyer en 1889 fue considerada el único tratamiento efectivo durante casi 80 años. Halsted ideó el método de extirpar la mama, los ganglios linfáticos y los músculos de la pared torácica "en bloque". Esto eliminaba de inmediato el olor fétido tumoral aunque la cura no siempre era posible (101). No fue hasta bastante más adelante cuando Patey (1948) y Dyson describieron una mastectomía más conservadora que respetaba el músculo pectoral mayor, aunque resecando el pectoral menor y la totalidad de los ganglios axilares. Algo más tarde Madden (1965) describió otra mastectomía radical modificada que con el tiempo desplazó a las demás y es la que usamos en la actualidad. Madden preservaba tanto el pectoral mayor como el menor y tan sólo resecaba los ganglios de los niveles I y II de la axila (102). La teoría de que el cáncer de mama era una enfermedad loco regional y sólo se diseminaba por contigüidad estaba llegando a su fin.

No fue hasta 1985 cuando Fisher y colaboradores afirmaron que el cáncer de mama era una enfermedad sistémica. Publicaron un estudio en el que comparaban la supervivencia de pacientes tratadas con mastectomía más radioterapia y las tratadas con mastectomía pero sin radioterapia, iniciaron el estudio en 1971 de forma aleatorizada analizando un total de 1665 casos y no encontraron diferencias significativas en cuanto a supervivencia (103).

En 1981 Veronesi U. et al publicaron una serie de 701 casos de pacientes con tumores de menos de 2cm tratados de forma aleatorizada con mastectomía y con cirugía conservadora más radioterapia adyuvante. No encontraron diferencias entre ambos grupos en cuanto a supervivencia libre de enfermedad o supervivencia global. Afirmaron que la mastectomía parecía ser una mutilación innecesaria en pacientes con tumores de menos de 2cm y sin adenopatías axilares palpables (104). Este y otros muchos trabajos posteriores han demostrado que el tratamiento conservador del cáncer de mama consigue la misma supervivencia que uno radical. Por ello la cirugía conservadora es, a día de hoy, el tratamiento de elección para las pacientes con cáncer de mama en estadios precoces.

MASTECTOMÍA

Las indicaciones de mastectomía han pasado a ser el equivalente a las contraindicaciones para una cirugía conservadora. Una enfermedad localmente avanzada, microcalcificaciones patológicas extensas y una radioterapia previa sobre la mama son claras indicaciones de mastectomía. También lo son los tumores multicéntricos y las enfermedades del colágeno como la esclerodermia por su mala tolerancia a la radioterapia. Muchas pacientes con tumores de gran tamaño en relación al tamaño de su mama ya no tendrían una indicación absoluta de mastectomía. Actualmente pueden optar por cirugías conservadoras tras un tratamiento neoadyuvante previo que reduzca el tamaño de la lesión para así obtener un resultado estético adecuado.

En la actualidad existen diversas técnicas de mastectomía:

- Mastectomía simple. Consiste en la extirpación de la glándula mamaria con el complejo areola pezón y la fascia del pectoral mayor. En general se utiliza la incisión de Stewart, tanto la clásica u horizontal, desde el esternón hasta el dorsal ancho, como la modificada u oblicua.
- Mastectomía radical. La técnica más frecuentemente utilizada es la modificada de Madden como mencionado anteriormente y consiste, además de lo expuesto en la simple, en extirpar los ganglios axilares de los niveles I y II de Berg. Los ganglios de nivel III axilar sólo se extirpan si están afectados clínicamente.
- Mastectomía con preservación de piel. En 1991 Toth y Lappert describieron esta técnica con el objetivo de facilitar al cirujano plástico la reconstrucción inmediata, ya que consiste en dejar la máxima cantidad de piel posible para que haga de bolsillo. La incisión realizada debe cumplir tres criterios: que incluya el complejo areola-pezón, que incluya

la zona de la biopsia y que permita el acceso a la axila para una posible linfadenectomía (105). Sus indicaciones son limitadas.

- Mastectomía con preservación del complejo areola-pezón. Esta técnica, que como su propio nombre indica, conserva el complejo areola-pezón, tiene simpatizantes y detractores. No existen estudios prospectivos aleatorizados que demuestren la seguridad en cuanto a número de recidivas pero parece que la mayoría de series informan que éstas son bajas. El grupo de Milán administra de forma sistemática radioterapia intraoperatoria sobre el complejo areola-pezón con el objetivo de disminuir el riesgo de recidiva (106).

CIRUGÍA CONSERVADORA

Como ya se ha mencionado previamente, en 1981 Veronesi et al. publicaron los resultados de un estudio en el que no encontraban diferencias en supervivencia libre de enfermedad o supervivencia global entre las pacientes con tumores de menos de 2cm tratadas con mastectomía y las tratadas con cirugía conservadora más radioterapia.

Uno de los estudios más importantes e influyentes en este sentido fue el dirigido por el National Surgical Adjuvant Breast and Bowel Project (NSABP). En 1973 el NSABP inició el B-06, un ensayo prospectivo y aleatorizado diseñado para evaluar la eficacia de la cirugía conservadora más radioterapia comparada con la Mastectomía total en pacientes en estadios I y II con tumores de 4 cm de diámetro o menores (107). En 1985 se publicaron los primeros resultados a cinco años en los que ya concluían que la cirugía conservadora, seguida de radioterapia sobre la mama en todas las pacientes y quimioterapia en la pacientes con afectación axilar, era el tratamiento de elección para las pacientes en estadios I y II con tumores de 4cm o menores, siempre y cuando los márgenes de las piezas resecadas estuvieran libres de tumor (108). Posteriormente publicaron los resultados a 10 y 20 años de seguimiento llegando a las misma conclusión (103,107). Las tasas de recidiva local o regional a 20 años en el grupo de la tumorectomía e irradiación fueron de 14,3% dentro de la mama y de 2,7% en los ganglios linfáticos regionales. En la mayoría de casos de recidiva en la mama se logró el control locorregional con mastectomía de rescate. Las tasas de recidiva locorregional a 20 años para las pacientes tratadas con mastectomía fueron del 10,2% en la pared torácica y del 4,6% en los ganglios linfáticos regionales (107).

Otros grupos publicaron resultados similares, como el de Milán (109) o el MD Anderson Cancer Center que publicó su experiencia de 27 años concluyendo que la tasa de recurrencia local tras una cirugía conservadora parecería estar disminuyendo especialmente en pacientes menores de 50 años, lo cual pudiera estar relacionado con la mejor evaluación de los márgenes quirúrgicos y el aumento de la utilización de las terapias sistémicas. De hecho encontraron una tasa de recidivas locales a 5 años de 1,3% en las pacientes tratadas posteriormente a 1994 frente al 5,7% de las tratadas antes de esa fecha (110).

La cirugía conservadora es la técnica quirúrgica de elección para el cáncer de mama siempre y cuando se puedan lograr unos márgenes quirúrgicos adecuados con un aceptable resultado estético. Por otro lado estaría contraindicada en pacientes con enfermedad localmente avanzada, en las que hayan recibido radioterapia previa sobre la mama o el tórax o pacientes con microcalcificaciones malignas extensas. Serían contraindicaciones relativas las pacientes con enfermedades del tejido conectivo que afectan a la piel o aquellas jóvenes con una mutación conocida del BRCA 1 o 2 por el riesgo de presentar una segunda neoplasia.

La técnica quirúrgica de la cirugía conservadora del cáncer de mama, también conocida como Tumorectomía o Cuadrantectomía, consiste en realizar una incisión lo más cercana posible al tumor mamario con la menor repercusión estética. En tumores superficiales puede resecarse así mismo una elipse cutánea sobre la lesión. Posteriormente se reseca y realiza exéresis del tumor con unos márgenes macroscópicos, si es posible, de 1 cm. aproximadamente. En la mayoría de las cirugías se reseca el tejido mamario que incluye el tumor hasta la fascia del pectoral mayor subyacente, aunque no es estrictamente necesario. Se comprueban de manera intraoperatoria los márgenes mediante estudio histológico para verificar que son correctos. En el caso que el patólogo comunique que alguno de los márgenes está muy cercano al tumor, se realizaría la ampliación de dicho margen en el mismo acto quirúrgico. Por último y antes del cierre se colocan clips metálicos en el lecho para facilitar así la irradiación posterior. El cierre del lecho quirúrgico se hace por aproximación del tejido para evitar así la formación de seromas. Esto en ocasiones implica una cierta reorganización del tejido que en la actualidad se conoce como técnica oncoplástica. Se suele cerrar la piel con una sutura intradérmica que es estéticamente menos impactante para la paciente que las grapas quirúrgicas.

En caso de no obtener unos márgenes adecuados en la evaluación diferida se procede a una reintervención para ampliación de los mismos.

LA EVALUACIÓN QUIRÚRGICA GANGLIONAR

El estado de afectación ganglionar, en el cáncer de mama, es uno de los datos pronósticos más importantes y tiene además una implicación crítica en cuanto a la decisión terapéutica.

Dado que el abordaje quirúrgico de los ganglios no tiene una finalidad terapéutica como tal, la introducción de la técnica de la BSGC ha supuesto un grandísimo avance que nos ha permitido conocer el estatus ganglionar sin necesidad de someter a las pacientes a linfadenectomías axilares innecesarias que conllevan una importante morbilidad asociada (30).

La técnica más extendida de la BSGC consiste en la inyección de un radiotrazador, en nuestro centro es el Tecnecio 99, en la mama afecta ya sea de forma intratumoral o de forma subareolar, para explorar su drenaje linfático. En el quirófano se realiza la localización del GC con una gammacámara portátil que nos indicará su situación para así proceder a su exéresis. El análisis anatomopatológico del ganglio se hace de manera intraoperatoria. Hasta hace poco se evaluaba mediante una citología convencional, pero en los últimos años se ha ido introduciendo en los diferentes centros especializados en cáncer de mama la técnica OSNA (One Step Nucleic Acid Amplification) (111). Se trata de una técnica objetiva y automatizada basada en el contaje de copias de ARNm de la citoqueratina 19 expresada por las células tumorales, por lo que no es posible aplicarla en pacientes con tumores que no expresan esta proteína que representan un 3-7% de casos (112).

A grandes rasgos se acepta que si el GC es negativo no es necesario realizar el vaciamiento de la axila, pero si es positivo en forma de macrometástasis se recomienda su realización. No obstante, el estudio Z0011 publicado por Giuliano en 2011 ha generado cierta polémica y diversidad de opiniones acerca de la necesidad de linfadenectomía axilar en pacientes con uno o dos ganglios centinelas positivos para macrometástasis (31).

1.7.1.2 Cirugía oncoplástica y reconstructiva

La cirugía oncoplástica nace tras el auge de la cirugía conservadora del cáncer de mama que da paso en muchas ocasiones a pobres resultados estéticos. Así, la cirugía oncoplástica mediante técnicas de desplazamiento o reposición de volumen ayudarían tanto a mejorar, en algunos casos los resultados estéticos de la cirugía conservadora clásica como a ofrecer una alternativa a la mastectomía en situaciones en las que se requiere la exéresis de tumores de gran tamaño.

En 1998, Clough KB et al, publican una clasificación de las posibles secuelas del tratamiento conservador. Las dividen en tres tipos, la Tipo I que son los casos en los que queda una asimetría mamaria pero sin deformidad, la tipo II son los casos en los que una deformidad está presente y la tipo III correspondería a deformidades mayores tan sólo corregibles con mastectomía y posterior reconstrucción mamaria (113).

Si bien es cierto que la mayoría de los defectos son tratables de forma diferida con técnicas reconstructivas, la mayoría de autores coinciden en que la mejor estrategia consiste en integrar las técnicas de cirugía plástica en la cirugía inicial ya que eso reduciría la necesidad de una cirugía reconstructiva posterior más compleja (114,115).

1.7.2 Tratamiento adyuvante del cáncer de mama

El objetivo de las terapias adyuvantes es el de lograr la erradicación de la enfermedad. Con ello consiguen aumentar la supervivencia libre de enfermedad y la supervivencia global. Además el tratamiento sistémico de la enfermedad metastásica logra prolongar considerablemente la supervivencia media de las pacientes.

1.7.2.1 Tratamientos sistémicos

Múltiples ensayos publicados demuestran que los tratamientos sistémicos adyuvantes disminuyen de forma significativa el riesgo de recaída y de muerte por cáncer de mama. Se puede diferenciar tres modalidades de tratamiento sistémico suya utilización será evaluada de acuerdo al tipo de enfermedad tumoral estadio:

QUIMIOTERAPIA

Existen cuatro grandes grupos de citostáticos que actúan de diferentes maneras sobre de la replicación celular para impedirla:

a) Los agentes alquilantes inhiben la replicación del DNA e interfieren en la división celular. Entre ellos debemos citar la Ciclofosfamida.
b) Los antimetabolitos son sustancias que actúan sobre la síntesis del DNA interfiriendo en la síntesis de bases purínicas y pirimidínicas. Entre ellos debemos citar el metotrexate y el 5-fluoruracilo
c) Los antibióticos antitumorales son productos de origen microbiano, aunque actualmente se obtengan por medios sintéticos, que inhiben el crecimiento tumoral. A este grupo pertenecen los derivados antraciclínicos como la adriamicina, la epirubicina o el mitoxantrone.
d) Fármacos inhibidores de las mitosis como son los alcaloides de la vinca (vincristina y vinblastina) o bien los taxanos (paclitaxel y docetaxel) que inhiben la formación de los microtúbulos al evitar la polimerización o despolimerización de la tubulina, respectivamente.

Skipper enunció uno de los principios más importantes de la quimioterapia que consistía en la necesidad de combinar dos o más citostáticos para conseguir erradicar un mayor número de células tumorales. Por ello en el contexto del tratamiento complementario con quimioterapia se preconizaron esquemas de poliquimioterapia, si bien algunos de ellos se asociaba con un mayor riesgo de toxicidad (116).

Los esquemas más utilizados en la actualidad en pacientes con cáncer de mama, y alto riesgo de recidiva, están basados en esquemas secuenciales de antraciclinas y taxanos ya que han demostrado ser más eficaces que los esquemas más antiguos con melfalan o el esquema CMF (Ciclofosfamida, Metotrexate y 5-Fluoruracilo) (117,118).

El Grupo Español de Investigación en Cáncer de Mama (GEICAM) demostró además la superioridad de añadir paclitaxel en administración semanal al esquema clásico con antraciclinas. En este estudio publicaron que la adición de taxanos al tratamiento adyuvante basado en antraciclinas mejoraba el pronóstico de supervivencia de las pacientes con cáncer de mama con ganglios positivos, así como también en aquellas sin afectación ganglionar con alto riesgo de recaída. Actualmente, sin embargo, la mayoría de las pacientes con cáncer de mama no tienen afectación ganglionar en el momento del diagnóstico. El único estudio puro con ganglios negativos (Grupo Español de Investigación en Cáncer de Mama 9805) publicado hasta ahora puso de manifiesto un beneficio de docetaxel, pero a costa de una toxicidad significativa. En el estudio de GEICAM 9906 se evaluó la eficacia y la seguridad de paclitaxel semanal (wP) tras una combinación con antraciclinas (FAC) en pacientes con ganglios negativos pero de alto riesgo, concluyendo que, el tratamiento adyuvante con 5-fluoruracilo, adriamicina y ciclofosfamida (FAC)-wP se asoció a una mejoría pequeña, pero significativa, en supervivencia libre de enfermedad comparado con el régimen FAC, además de a una toxicidad controlable, especialmente en relación con los efectos cardíacos a largo plazo (119).

En nuestro centro las pautas frecuentemente utilizadas en adyuvancia son:

- Fluoruraciclo 500mg/m2- Epirrubicina 100mg/m2- Ciclofosfamida500mg/m2 (FEC) cada 21 días x 3 ciclos seguido de Docetaxel 100mg/m2 cada 21 días x 3 ciclos (esquema PACS del grupo francés). Se utiliza en las pacientes con afectación ganglionar así como en aquellas que sin afectación ganglionar tienen un alto riesgo de recaída

- Epirubicina 90mg/m2-Ciclofosfamida 600mg/m2 (EC) cada 21 días x 4 ciclos seguido de Docetaxel 100mg/m2 cada 21 días x 4ciclos. Se utiliza en el tratamiento primario sistémico o bien en la adyuvancia si la paciente tiene un tumor HER2 amplificado y precisa recibir trastuzumab.

- Docetaxel 75mg/m2- Ciclofosfamida 600mg/m2 cada 21 días x 4 ciclos. Se utiliza en las pacientes con un tumor sin afectación ganglionar y de riesgo intermedio de recaída

TERAPIA ENDOCRINA

Existen tres grupos de fármacos con actividad antiestrogénica que actúan de diferentes maneras y así se clasifican en:

- Moduladores selectivos del RE (SERM´s). Son moléculas que comparten zonas estructurales relevantes para su reconocimiento por el receptor con los estrógenos naturales pero que al unirse a ellos constituyen un complejo hormona receptor distinto. En este momento se acompañan de co-factores represores que, al vincularse al elemento de respuesta alternativo, no inducen la transcripción característica de un estrógeno sino que bloquean la respuesta de esta célula al estrógeno nativo. Dentro de este primer grupo encontraríamos el Tamoxifeno, el Raloxifeno o el Lasofoxifeno. Los dos primeros aprobados por la FDA para la quimioprofilaxis en los casos de riesgo.
- El Fulvestrant, denominado también "antiestrógeno puro" se vincula al receptor del estrógeno pero le neutraliza sin llegar a trasladarse al núcleo y vincularse a un elemento de respuesta.

- Inhibidores de la Aromatasa (IA´s). Se trata de sustancias que, como su propio nombre indica, inhiben la actividad de la enzima aromatasa que produce estrógenos a partir de los andrógenos circulantes que en la mujer postmenopáusica proceden básicamente de la glándula suprarrenal. Otra fuente es el conjunto de células tecales que constituyen el estroma ovárico estimulado por la LH elevada y, eventualmente en los casos de resistencia insulínica, por la acción sinérgica de la insulina. Existe una concentración elevada de aromatasa en el sobre todo a nivel de tejido adiposo y en menor cantidad en el tejido mamario. A este grupo pertenecen el Anastrozol, el Letrozol y el Exemestano.
- Análogos de la GnRH, como el Decapeptyl y el Gosereline, provocan una castración química inhibiendo el eje hipotálamo-hipofisario suprimiendo la producción de LH y FSH a nivel hipofisario, así deja de haber estímulo ovárico y éste deja de producir estrógenos. Estas substancias se usan en las estrategias de tratamiento con inhibidores de la aromatasa en mujeres pre menopáusicas en las que, si no hay supresión ovárica, la inhibición de la aromatización periférica no puede antagonizar la producción de estrógenos en el ovario

El beneficio de la terapia hormonal ha sido ampliamente demostrado en numerosos ensayos clínicos. En 1998 el Early Breast Cancer Trialists Collaborative Group publicó un estudio que recopilaba información actualizada de muchos de esos ensayos y afirmaba que el tratamiento adyuvante con tamoxifeno mejora la supervivencia a 10 años de mujeres con cáncer de mama y RE positivos o desconocidos independientemente de otras terapias o características de las pacientes. Conseguía una reducción del riesgo de recidiva del 47% y de muerte del 26% (120).

La elección del fármaco está basada en el estado hormonal de la paciente:

- En las pacientes premenopáusicas, el tratamiento hormonal más extendido es el Tamoxifeno. Está en discusión si la adición a este tratamiento de una supresión de la función ovárica (SFO) es más efectiva. En un reciente meta-análisis afirman que basándose en los estudios actuales disponibles, la adición de SFO al tratamiento con Tamoxifeno en mujeres premenopáusicas con cáncer de mama no prolongaba la supervivencia libre de enfermedad ni la supervivencia global, a excepción de aquellas pacientes con una edad inferior a los 35 años que recibieron quimioterapia. Por ello no debería ser recomendado en general (121). El estudio SOFT que comparó la administración de una combinación de agonistas de LHRH con exemestano, o bien agonistas LHRH con tamoxifeno, o bien tamoxifeno, demostró que las enfermas jóvenes con una edad inferior o igual a los 35 años que recibieron la combinación de agonistas con exemestano tras la administración de quimioterapia tenían un menor riesgo de recaída en comparación con los otros dos grupos (122).

- Pacientes postmenopáusicas. Desde la aparición de los IA´s, múltiples estudios han demostrado la superioridad de éstos administrados desde el inicio o en terapia secuencial con tamoxifeno frente a el Tamoxifeno en monoterapia (123–125). No existe unanimidad en referencia a cuál es el esquema más óptimo de administración de los IA´s (bien sea desde el inicio o en secuencia) pero sí está claro es que el tratamiento hormonal estándar en pacientes postmenopáusicas debe incluir en algún momento un IA.

TERAPIA DIRIGIDA A DIANA

Las terapias dirigidas a diana, a diferencia de la mayor parte de citostáticos, actúan en receptores específicos que están asociados la activación de vías de señalización que inducen la proliferación y división celular.

Estas dianas moleculares suelen ser proteínas que tienen un incremento de su expresión en las células cancerosas pero no en las normales. La proteína receptor 2 del factor de crecimiento epidérmico humano (HER-2) que se sobre expresa en algunos canceres de mama es un ejemplo de diana molecular. Diferentes anticuerpos monoclonales como el trastuzumab y el pertuzumab han demostrado su capacidad para evitar la homo o heterodimerización del receptor inhibiendo la activación de la cascada de señalización dependiente de esta vía. Otros fármacos inhibidores del dominio intracelular con actividad tirosin-cinasa también han mostrado una gran actividad antitumoral, como es el caso de lapatinib y neratinib.

En 2005, el estudio HERA (126) concluía que un año de tratamiento con trastuzumab tras la quimioterapia adyuvante mejoraba la supervivencia libre de enfermedad en mujeres con cáncer de mama HER-2 positivo. Observaron una reducción de riesgo de recidiva del 47% a favor de las pacientes que recibieron Trastuzumab con un beneficio absoluto a 2 años del 8,4% en cuanto a Supervivencia libre de enfermedad. Y en 2007 publicaban una segunda actualización en la que ya afirmaban que existían diferencias estadísticamente significativas también en cuanto a Supervivencia global (127). Existen otros muchos estudios que han mostrado que la combinación de quimioterapia, tanto antraciclinas y taxanos como carboplatino y taxanos, con trastuzmab reducen el riesgo de recaída en la misma magnitud en mujeres con cáncer de mama HER-2 positivo.

En nuestro centro la pauta para adyuvancia de los tumores "HER2 positivos" es:

- Doxorrubicina 60mg/m2 - Ciclofosfamida 600 mg/m2 cada 21 días x 4 ciclos seguido de Docetaxel 100mg/m2 - Trastuzumab dosis carga 8mg/kg día 1 y después 6mg/kg cada 21 días x 4 ciclos seguido de Trastuzumab 6mg/ kg cada 21 días hasta completar 1 año

1.7.2.2 Tratamiento de Radioterapia

La Radioterapia es un tratamiento basado en la administración de radiaciones ionizantes. Se utiliza en el tratamiento del cáncer de mama en tres situaciones en líneas generales:

- Como tratamiento adyuvante tras la cirugía en las siguientes situaciones: Tras un tratamiento de cirugía conservadora tanto en el cáncer de mama infiltrante como en el "in situ". Tal como se ha explicado en capítulos previos, ya en los años 80 se demostró el papel de la radioterapia como tratamiento adyuvante imprescindible para poder realizar una cirugía conservadora del cáncer de mama sin aumentar así el riesgo de recidiva local frente a la mastectomía (104,108). Estudios con seguimientos superiores a los 20 años han confirmado los mismos resultados (107,109,110).

Tras una mastectomía existe el consenso internacional en recomendar la radioterapia complementaria en pacientes con alto riesgo de recidiva local y en pacientes con riesgo intermedio se valora de forma individualizada (128).

- En el tratamiento paliativo, tanto a nivel local en la mama para el control de la sintomatología secundaria a un sangrado tumoral por afectación cutánea extensa, o bien para paliar la sintomatología secundaria a metástasis óseas o cerebrales.

2. HIPÓTESIS Y OBJETIVOS

2.1 Hipótesis

El Ki67 es una proteína que actúa como marcador de proliferación celular, pero, a pesar de haber sido ampliamente estudiado, se trata de un factor pronóstico todavía controvertido por principalmente diversos motivos metodológicos principalmente. Nuestra hipótesis es que el Ki67 es un factor pronóstico independiente del cáncer de mama en estadios iniciales en relación con la supervivencia del paciente y progresión de la enfermedad.

Esta hipótesis aplicaría también a la expresión de Ki67 en los carcinomas ductales "in situ" y su relación con el pronóstico.

2.2 Objetivos

En nuestro estudio tenemos un objetivo principal expuesto ya en la hipótesis del trabajo y algunos objetivos secundarios.

1- Relacionar la expresión de Ki67 con la supervivencia global, la supervivencia específica de la enfermedad y la supervivencia libre de enfermedad en el cáncer de mama invasor en estadios iniciales.

2- Determinar si Ki67 puede tener un valor pronóstico de progresión en el carcinoma ductal "in situ".

3- Definir el punto de corte más adecuado para el Ki67

4- Describir la relación entre el Ki67 y diferentes variables clínico-patológicas

5- Comprobar si el Ki67 podría formar parte de la evaluación del grado histológico

6- Evaluar la validez del Ki67 como marcador de proliferación

3. MATERIAL Y MÉTODOS

3.1 Identificación y selección de casos

El presente estudio se llevó a cabo de acuerdo con los principios de la Declaración del Helsinki y con la aprobación del comité de ética de nuestra institución.

Se analizaron, de forma retrospectiva, un total 1143 muestras de pacientes sometidas a cirugía por cáncer de mama en el Hospital de la Santa Creu i Sant Pau de forma consecutiva entre los años 2005 y 2011.

En primer lugar analizamos toda la serie y la definimos para posteriormente atender tan sólo a 2 subgrupos.

El primero, el de los CDis. Recogimos los datos clínicos de las pacientes, como la edad y el tipo de cirugía y los datos anatomopatológicos de expresión de Ki67 y demás marcadores IHQ. También los datos de seguimiento de estas pacientes para detectar las eventuales recidivas de la enfermedad. Los datos de seguimiento se recogieron hasta junio de 2014 e incluyeron un total de 126 pacientes.

En el segundo subgrupo incluimos los tumores infiltrantes, excepto los casos en los que las pacientes recibieron tratamiento neoadyuvante, los que se trataban de recidivas y a las pacientes metastásicas al diagnóstico, seleccionando finalmente las 605 pacientes que fueron diagnosticadas por primera vez de carcinomas invasores y cuyo tratamiento primario fue la cirugía. Se recogieron numerosos datos clínico-patológicos, incluido el grado tumoral, tamaño del tumor, la existencia de afectación ganglionar, la expresión de receptores hormonales, el estado HER2 y de Ki67. Los datos clínicos fueron obtenidos de la revisión de las historias clínicas de las pacientes como la edad o el tipo de cirugía. También se obtuvieron los datos de seguimiento de las pacientes a través de las últimas visitas realizadas o, en algunos casos, mediante llamadas telefónicas. Los datos de seguimiento se recogieron hasta junio de 2014. La estadificación de las pacientes con cáncer invasor se realizó mediante el sistema TNM de la AJCC y a UICC como descrito en la introducción. El tipo histológico se estableció acorde con los criterios de la OMS y según su clasificación, también recogido en la introducción. El grado histológico se estableció según el método Elston-Ellis. Posteriormente estudiamos la expresión de Ki67 en toda esta serie y definimos los posibles puntos de corte. Utilizando estas mismas pacientes exploramos la posibilidad de establecer el grado histológico sustituyendo el índice mitótico por el Ki67. Por último realizamos el estudio de supervivencia.

3.2 Estudios inmunohistoquímicos

Los estudios IHQ se realizaron sobre las biopsias con aguja gruesa tomadas para el diagnóstico preoperatoriamente en la mayoría de casos y sobre la pieza quirúrgica cuando no se obtuvo muestra suficiente en esta biopsia.

La determinación del Ki67 se llevó a cabo según las recomendaciones del International Ki67 in Breast Cancer Working Group (81). El porcentaje de núcleos Ki67 positivos se determinó contabilizando la cantidad de núcleos teñidos en 500 células consecutivas. En los casos con tinciones heterogéneas se consideraron tanto los "hot spots" como los "cold spots" y se obtuvieron los valores de media y mediana (**Figura 26**). Para los análisis de supervivencia se establecieron diferentes puntos de corte de acuerdo con la literatura científica (91,93) y nuestros datos estadísticos.

Figura 26. Muestras de diferentes porcentajes de Ki67

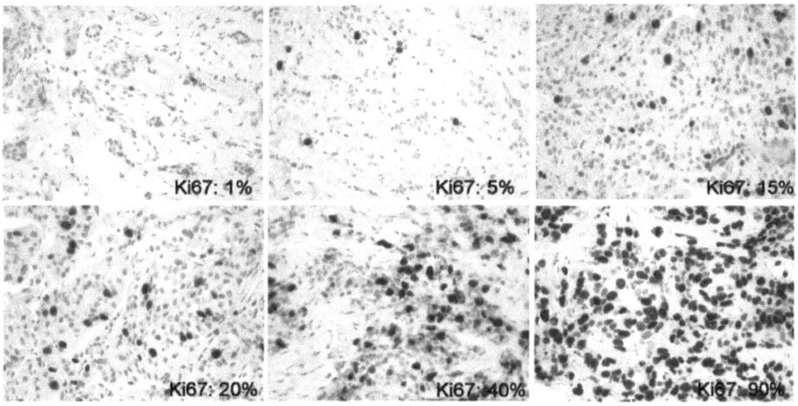

La determinación de RE se realizó con la clona 6F11 (dilución 1:40) de Novocastra (Newcastle); la de RP con la clona 16 (1:200) de Novocastra; el Ki67 con la clona MIB-1 (prediluida) de Dako (Glostrup, Dinamarca). Para los RE, los RP y el Ki67 se hizo un pretratamiento con un tampón citrato pH6 con autoclave durante 8 minutos.

La determinación de la proteína HER2 se llevó a cabo utilizando un anticuerpo policlonal (Dako; Glostrup, Dinamarca). En el caso de positividad se efectuaba el estudio mediante Herceptest o FISH. Los RE, los RP y el HER2 se evaluaron según los protocolos estándar (129).

El control de calidad de la IHQ se ha asegurado mediante la participación de nuestro laboratorio de Anatomía Patológica en el Programa de Control de Calidad de la Sociedad Española de Anatomía Patológica (SEAP).

3.3 Clasificación molecular

La clasificación molecular de los tumores se llevó a cabo siguiendo las recomendaciones del consenso internacional de St Gallen 2013 (**Tabla 2** de la introducción). Tal como refleja la **figura 27** clasificamos los tumores en: "Luminal A-like" fueron aquellos con receptores hormonales positivos, HER2 negativo y un índice Ki67 bajo (<20%). Los "Luminal B-like HER2 negativo" con RE positivos, HER2 negativo y al menos uno de los siguientes criterios: KI67 alto (Ki67>20%) o RP<20. Los "Luminal B-like HER2 positivos" presentaban RE positivos y sobreexpresión de HER2, cualquier Ki67 y cualquier RP. Los HER2 positivos o "No-luminal" son los que presentan receptores hormonales negativos y HER2 sobre expresado como su propio nombre indica. Y por último, los de tipo basal o "Basal-like" o Triple Negativos (TNBC) con receptores hormonales y HER2 negativos (93) .

Figura 27. Clasificación molecular sustituida por IHQ

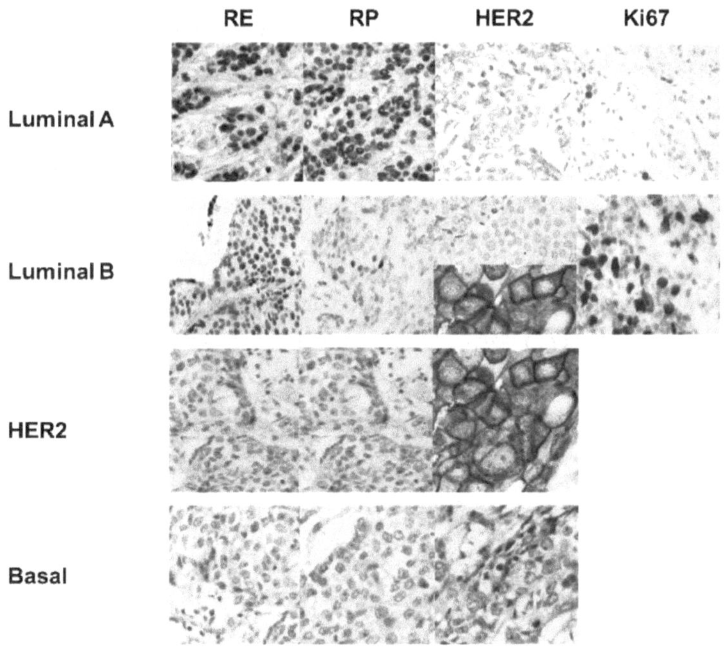

3.4 Métodos estadísticos

Respecto a los métodos estadísticos, para determinar el valor del punto de corte para Ki67 utilizamos la curva ROC (Receiver operating characteristic). Como punto de corte establecimos el de mayor área bajo la curva. La correlación de las características clínico-patológicas, IHQ y moleculares con el Ki67 se realizó mediante los tests de chi-cuadrado y de Ficher. El análisis univariado de supervivencia se realizó mediante las curvas de Kaplan-Meier y el "log-rank test" para evaluar si existían diferencias entre distintas probabilidades de supervivencia. Llevamos a cabo un análisis Multivariado (Cox proportional hazards regression model), basado en los resultados del análisis univariado, para identificar los factores que se asociaban de forma independiente a la recidiva del tumor o la muerte. Los análisis estadísticos se realizaron con el software SPSS/win 21 (SPSS, Chicago, IL, USA). Se consideraron estadísticamente significativos los valores de la *p* menores que 0.05.

DEFINICIONES:

La Supervivencia libre de enfermedad (SLE) se definió como el periodo de tiempo que existía desde el tratamiento quirúrgico inicial hasta la primera recaída, segundo tumor primario o muerte por cualquier causa.

La Supervivencia Específica de la Enfermedad (SEE) es el periodo de tiempo entre el diagnóstico de la enfermedad y la muerte de las pacientes a causa de la enfermedad, en este caso, el cáncer de mama.

La Supervivencia global (SG) fue definida como el tiempo que transcurría desde el primer tratamiento de la enfermedad hasta la muerte de la paciente o hasta el último control.

Para el análisis de supervivencia excluimos a las pacientes que recibieron quimioterapia neoadyuvante o las que se encontraban en un estadio IV ya que su pronóstico es diferente y no se puede calcular el intervalo libre de enfermedad.

4. RESULTADOS

4.1 Características de nuestra serie (n=1143)

Las características de los 1143 casos incluidos en el estudio, se recogen en la **Tabla 7**. Podemos observar que la mayoría eran CDI NST, que correspondía a 808 casos que representan el 70.6% del conjunto. En segundo lugar los CDis y los CLI con una representación muy similar, 126 (11%) y 112 (9.8%) respectivamente.

Tabla 7. Distribución histológica de todos los casos estudiados

Tipo histológico	Frecuencia	Porcentaje
Carcinoma Adenoide quístico	2	0.2
Carcinoma escamoso	1	0.1
Carcinoma ductal in situ	126	11
Carcinoma ductal infiltrante	808	70.6
Carcinoma lobulillar infiltrante	112	9.8
Tumor Phillodes maligno	1	0.1
Carcinoma metaplásico	1	0.1
Carcinoma invasor mixto (lobulillar y ductal)	5	0.4
Carcinoma Mucinoso	6	0.5
Enfermedad de Paget	3	0.3
Enfermedad de Paget con carcinoma invasor	1	0.1
Carcinoma Papilar	5	0.4
Recidivas	15	1.3
Carcinoma Tubular	6	0.5
Benigno/no tipificado	51	4.4
Total	**1.143**	**100**

Si excluimos los tumores benignos de nuestra serie, la distribución es similar a la expuesta anteriormente representando el CDI NST un 73.79% de los casos. El CLI constituye el 10.19%. El resto de los tumores infiltrantes tendrían una representación escasa.

4.2 Resultados para los carcinomas ductales "in situ"

De los 126 casos registrados de CDis eliminamos aquellos de los que no disponíamos de seguimiento o de todos los datos recogidos, por lo que finalmente nuestra muestra fue de 106 casos. La mayoría de las pacientes tenían más de 50 años (88.7%) y la media de edad fue de 58.5 años (SD 10.72 años). Tan sólo el 33% de los casos fueron sometidos a mastectomía, así la gran mayoría recibieron un tratamiento conservador. La técnica de BSGC se indicó en casi la mitad de las pacientes (44.3%) siendo el resultado en todos los casos negativo. El tamaño de las lesiones osciló entre 0.2 y 10cm siendo la media de 3cm (SD 2.84). Respecto a la IHQ, la mayoría presentaron receptores hormonales positivos (82.5% para RE y 73.1% para RP), el HER2 tan sólo presentó sobreexpresión en un 6.6% de los casos y la media de expresión de Ki67 fue de 12.6% (SD 13.52). Tan sólo encontramos un 9.4% de recurrencias locales con una media de seguimiento de 62.5 meses (rango; de 0.76 meses a 107 meses), y no encontramos relación estadísticamente significativa para ninguna de las variables estudiadas. La relación entre el Ki67 y el riesgo de recidiva local presentó un p de 0.81 por lo que, a pesar de no ser una relación estadísticamente significativa sí que muestra una tendencia.

4.3 Resultados para los carcinomas infiltrantes en estadio inicial (n=605)

De toda la serie analizada aislamos los tumores infiltrantes y de ellos excluimos los casos en los que las pacientes recibieron tratamiento neoadyuvante, los que se trataban de recidivas y a las pacientes metastásicas al diagnóstico quedándonos finalmente con las 605 pacientes que fueron diagnosticadas por primera vez de carcinomas invasores y cuyo tratamiento primario fue la cirugía. Así de las 1143 pacientes iniciales, para los próximos análisis hablaremos de una serie de 605 casos.

4.3.1 Resultados características clínico-patológicas

El estadio de las pacientes fue Ia en el 50.9% de los casos, Ib en el 0.5%, IIa en el 27.8%, IIb en el 11.7%, IIIa en el 5.1%, IIIb en el 2.8% y IIIc en el 1.2%. Todas recibieron cirugía como tratamiento primario, el 42.5% realizó quimioterapia como tratamiento adyuvante y el 57.5% hormonoterapia. Se realizó además radioterapia en el 81.2% de las pacientes y el 80.3% prosiguieron el tratamiento con hormonoterapia preventiva.
Las principales características clínico-patológicas de estas 605 pacientes la resumimos en la **tabla 8**. La media de edad fue de 61 años (de 27 a 96 años) y la mayoría de las pacientes, el 83%, tenían 50 o más años. El tipo histológico más frecuente (86%) fue el CDI NST. El tamaño del tumor fue inferior a 2cm en más de la mitad de los casos (59.7%) y de entre 2 y 5cm en el 31.9% de las pacientes. El 75.9% de los casos no presentaban afectación ganglionar y de las que tenían ganglios positivos la mayoría presentaban menos de 3 (pN1). Tal como hemos mencionado excluimos los casos que presentaban metástasis a distancia al diagnóstico. Más de la mitad de los tumores eran de grado histológico intermedio (52.1%) y la mayoría no presentaban invasión linfática ni necrosis. Estos datos presentan la semejanza esperable en relación con la serie global.

Tabla 8. Principales resultados clínico-patológicos

	Tumores infiltrantes (n=605)	
Edad (media ±SD)		61 años (SD 12.9 años)
Edad	<50	103 (17%)
	≥50	502 (83%)
Tamaño tumoral	pT1	361 (59.7%)
	pT2	193 (31.9%)
	pT3	31 (5.1%)
	pT4	20 (3.3%)
Afectación axilar	pN0	459 (75.9%)
	pN1mic	10 (1.7%)
	pN1	108 (17.9%)
	pN2	21 (3.5%)
	pN3	7 (1.2%)
Metástasis	M0	605(100%)
	M1	0
Histología	Ductal	520 (86%)
	Lobulillar	69 (11.4%)
	Otros	16 (2.6%)
Grado histológico	G1	124 (20.5%)
	G2	315(52.1%)
	G3	166 (27.4%)
Invasión linfática	Sí	71 (11.7%)
	No	534 (88.3%)
Necrosis	Sí	41 (6.8%)
	No	564 (93.2%)

En la **tabla 9** se presentan las principales características clínico-patológicas según el tipo histológico. La cirugía más frecuente para todos los subtipos fue la conservadora o tumorectomía, representando más del 70% de los tratamientos quirúrgicos en los CDI NST. Es interesante apuntar que tan sólo 16.8% de los tratados con tumorectomía presentaron márgenes afectos. De éstos, se realizó ampliación de márgenes en el 79.6% de los cuales se identificó tumor residual en el 45.6%.

La mayoría de los casos de CDI y CLI eran de grado histológico 2, pero entre los CLI en comparación existía una mayor proporción de tumores grado 1 y menor de grados 3. Los receptores hormonales fueron predominantemente positivos en más del 80% de los casos en todos los subtipos histológicos pero habría que destacar que en los CLI llegan al 98.5% de los tumores. La sobreexpresión de HER2 es muy escasa, en los CDI NST representó tan sólo el 8.7% de los casos, esto se deba probablemente a que al excluir los casos que recibieron neoadyuvancia hemos excluido la mayoría de los tumores que sobre expresaban HER2.

Tabla 9. Datos clínico-patológicos para los tumores infiltrantes

Diagnóstico	**Carcinoma Ductal Infiltrante**	**Carcinoma Lobulillar Infiltrante**	**Otros subtipos histológicos**
N	520	60	16
Tipo de cirugía	Mastectomía: 28.1%	Mastectomía: 40.6%	Mastectomía: 37.5%
	Tumorectomía: 71.9%	Tumorectomía: 59.4%	Tumorectomía: 62.5%
Invasión linfovascular	Sí: 12.7%	Sí: 7.2%	Sí: 0%
	No: 87.3%	No: 92.8%	No: 100%
Necrosis	Sí: 7.7%	Sí: 1.4%	Sí: 0%
	No: 92.3%	No: 98.6%	No: 100%
Calcificaciones	Sí: 47.4%	Sí: 34.8%	Sí: 37.5%
	No: 52.6%	No: 65.2%	No: 62.5%
Afectación cutánea	Sí: 3.3%	Sí: 11.6%	Sí: 0%
	No: 96.7%	No: 88.4%	No: 100%
Grado histológico	Grado 1: 18%	Grado 1: 27.5%	Grado 1: 68.8%
	Grado 2: 50.4%	Grado 2: 69.6%	Grado 2: 31.3%
	Grado 3: 31.5%	Grado 3: 2.9%	Grado 3: 0%
Receptores hormonales	Positivo: 84.2%	Positivo: 97.1%	Positivo: 93.8%
	Negativo: 15.8%	Negativo: 2.9%	Negativo: 6.3%
HER2	Positivo: 8.7%	Positivo: 2.9%	Positivo: 0%
	Negativo: 91.3%	Negativo: 97.1%	Negativo: 100%

En la **tabla 10.** se muestra la distribución de los principales carcinomas infiltrantes según las actuales clasificaciones moleculares siguiendo los criterios de St Gallen 2013 (93). De entre los 520 casos de CDI NST, el 52.5% fueron clasificados como Luminales A, el 28.3% como Luminales B, el 5.2% como Luminales B con HER2 positivo, el 3.5% fueron HER2 "puros" y el 10.6% triple negativos. A destacar que la gran mayoría de los CLI se incluyen en el grupo de los Luminales A (69.6%). Los casos de HER2 puros son pocos probablemente por la exclusión del estudio de las pacientes que recibieron neoadyuvancia.

Tabla 10. Distribución de los carcinomas invasores según clasificación molecular St Gallen 2013

Diagnóstico histológico	N	Subtipos moleculares
Carcinoma ductal infiltrante	520	Luminal A: 273 (52.5%) Luminal B: 147 (28.3%) Luminal B HER2+: 27 (5.2%) HER2+: 18 (3.5%) Basal: 55 (10.6%)
Carcinoma lobulillar infiltrante	69	Luminal A: 48 (69.6%) Luminal B: 17 (24.6%) Luminal B HER2+: 2 (2.9%) HER2+: 0 (0%) Basal: 2 (2.9%)
Otros subtipos histológicos	16	Luminal A: 13 (81.3%) Luminal B: 2 (12.5%) Luminal B HER2+: 0 (0%) HER2+: 0 (0%) Basal: 1 (6.3%)

4.3.2 Resultados para el Ki67

En la **figura 28** se puede observar la distribución de la expresión de Ki67 en los tumores analizados. Observamos que la media de Ki67 fue de 16.19%. La mayoría de los tumores presentó un Ki67 menor del 20%, siendo la mediana de 10%.

Figura 28. Resultados Ki67 en cáncer de mama estadios iniciales.

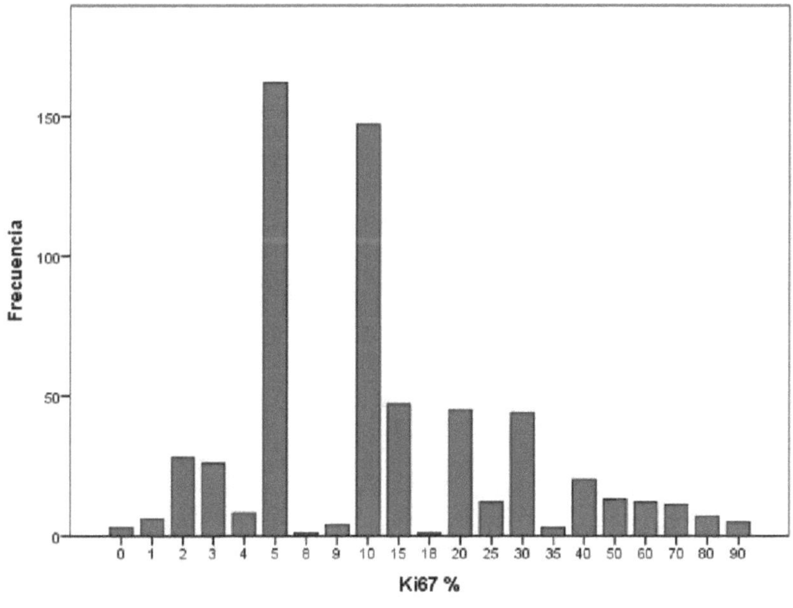

A partir de los valores de Ki67 de la serie de 605 pacientes que utilizamos para nuestro análisis, realizamos una curva ROC (**figura 29**). Decidimos escoger los puntos de corte de mayor sensibilidad y especificidad que fueron el 14 y el 20% y además exploramos los más utilizados en la literatura (91,93).

Figura 29. Curva ROC

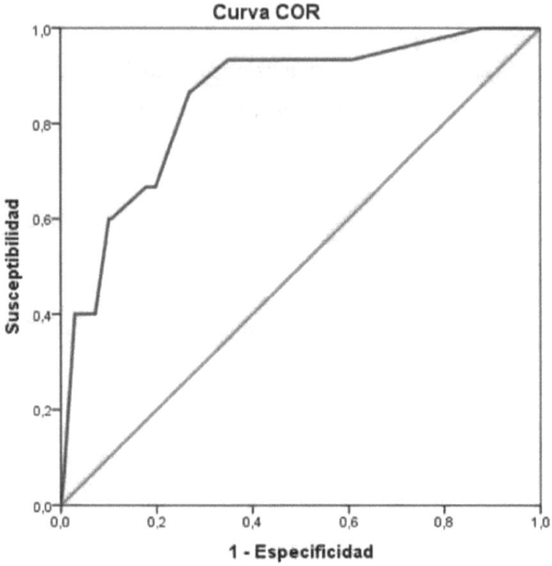

Los segmentos diagonales son producidos por los empates.

Coordenadas de la curva		
Positivo si es mayor o igual que[a]	Sensibilidad	1 - Especificidad
-1,00	1,000	1,000
,50	1,000	,995
1,50	1,000	,985
2,50	1,000	,937
3,50	1,000	,893
4,50	1,000	,880
6,50	,933	,607
8,50	,933	,605
9,50	,933	,598
12,50	,933	,349
16,50	,867	,271
19,00	,867	,269
22,50	,667	,198
27,50	,667	,178
32,50	,600	,105
37,50	,600	,100
45,00	,400	,071
55,00	,400	,049
65,00	,400	,029
75,00	,200	,015
85,00	,067	,007
91,00	,000	,000

Área bajo la curva				
Variables resultado de contraste: Ki 67%				
Área	Error típ.[a]	Sig. asintótica[b]	Intervalo de confianza asintótico al 95%	
			Límite inferior	Límite superior
,850	,049	,000	,754	,947

La **tabla 11** muestra la relación entre el Ki67 (según puntos de corte del 14 y el 20%) y las principales variables clínico-patológicas. Para ambos puntos de corte se obtienen resultados estadísticamente significativos. Para todos los puntos de corte la relación con la edad resulta significativa; las pacientes menores de 50 años presentan más valores de Ki67 altos. Respecto al tamaño del tumor, claramente se observa que cuanto mayor es éste más alto es el valor de Ki67. La afectación ganglionar no muestra una relación estadísticamente significativa con ninguno de los valores de corte, pero en ambos casos se observa una tendencia de Ki67 altos en los casos de afectación axilar, sobretodo pN1. En cuanto al tipo histológico se confirma que los CLI que presentan, en general, un Ki67 menor. El número de casos de Ki67 alto entre los tumores grado 1 es muy bajo, sobretodo, si se escoge el 20% como es lógico. Respecto a los subtipos moleculares, observamos que para el punto de corte de Ki67≥20% no tenemos ningún tumor Luminal A con Ki67 alto, además el Ki67 es mayor en tumores que sobre expresan HER2 y en los basales. Los tumores con invasión linfática presentaron valores mayores de Ki67, aunque esto no resultó estadísticamente significativo. El porcentaje de tumores con receptores hormonales negativos estaba incrementado en aquellos casos donde Ki67 era más elevado, sobre todo cuando éste era ≥20% (p=0.001).

Las mismas relaciones han sido estudiadas para valores de Ki67 en 3 grupos: 0-10%, 11-19% y ≥20%, obteniendo resultados similares y están reflejadas en la **tabla 12**.

Tabla 11. Correlación de Ki67 con los principales datos clínico-patológicos

Características	Ki67<14%	Ki67≥14%	p	Ki67<20%	Ki67≥20%	p
Edad						
<50años	55 (14.3%)	48 (21.8%)	0.018	64 (14.8%)	39 (22.7%)	0.020
≥50años	330 (85.7%)	172 (78.2%)		369 (85.2%)	98 (77.3%)	
Tamaño tumor						
pT1	249 (64.7%)	112 (50.9%)	0.009	275 (63.5%)	86 (50%)	0.025
pT2	106 (27.5%)	87 (39.5%)		125 (28.9%)	68 (39.5%)	
pT3	19 (4.9%)	12 (5.5%)		23 (4.8%)	8 (6.3%)	
pT4	11 (2.9%)	9 (4.1%)		16 (3.3%)	4 (3.1%)	
Estado ganglionar						
pN0	299 (77.7%)	160 (72.7%)	0.150	335 (77.4%)	124 (72.1%)	0.262
pN1mic	9 (2.3%)	1 (0.5%)		9 (2.1%)	1 (0.6%)	
pN1	62 (16.1%)	46 (20.9%)		70 (16.2%)	38 (22.1%)	
pN2	11 (2.9%)	10 (4.5%)		15 (3.5%)	6 (3.5%)	
pN3	4 (1%)	3 (1.4%)		4 (0.9%)	3 (1.7%)	
Metastasis						
M0	385 (100%)	220 (100%)		433 (100%)	172 (100%)	
M1	0 (0%)	0 (0%)		0 (0%)	0 (0%)	
Histología						
Ductal	309 (80.3%)	211 (95.9%)	0.0001	356 (82.2%)	164 (95.3%)	0.0001
Lobulillar	61 (15.8%)	8 (3.6%)		62 (14.3%)	7 (4.1%)	
Otros	15 (3.9%)	1 (0.5%)		15 (3.5%)	1 (0.6%)	
Grado Histológico						
G1	112 (29.1%)	12 (5.5%)	0.0001	120 (27.7%)	4 (2.4%)	0.001
G2	231 (60%)	84 (38.2%)		257 (59.4%)	58 (33.7%)	
G3	42 (10.9%)	124 (56.4%)		56 (12.9%)	110 (64%)	
Invasión linfática						
Si	40 (10.4%)	31 (14.1%)	0.190	45 (10.4%)	26 (15.1%)	0.103
No	345 (89.6%)	189 (85.9%)		388 (89.6%)	146 (84.9%)	
Recept. estrógeno						
Positivos	366 (95.3%)	153 (69.5%)	0.001	409 (94.5%)	110 (64%)	0.001
Negativos	19 (4.9%)	67 (30.5%)		24 (5.5%)	62 (36%)	
Recept. progesterona						
Positivos	324 (84.2%)	135 (61.4%)	0.001	361 (83.4%)	98 (57%)	0.001
Negativos	61 (15.8%)	85 (38.6%)		72 (16.6%)	74 (43%)	
SubtipoMolecular*						
Luminal A	300 (77.9%)	34 (15.5%)	0.0001	334 (77.1%)	0 (0%)	0.001
Luminal B HER2-	54 (14%)	107 (48.6%)		62 (14.3%)	99 (57.6%)	
Luminal B HER2+	15 (3.9%)	14 (6.4%)		16 (3.7%)	13 (7.6%)	
HER2+ RE/RP-	5 (1.3%)	13 (5.9%)		8 (1.8%)	10 (5.8%)	
Basal	11 (2.9%)	52 (23.6%)		13 (3%)	50 (29.1%)	

Tabla 12. Correlación de Ki67 con los principales datos clínico-patológicos

Caracteristicas	Ki67 0-10%	Ki67 11-19%	Ki 67 ≥20	p
Edad				
<50	55 (14.3%)	9 (18.8%)	39 (22.7%)	0.047
≥50	330 (85.7%)	39 (81.3%)	133 (77.3%)	
Tamaño tumoral				
pT1	249 (64.7%)	26 (54.2%)	86 (50%)	0.033
pT2	106 (27.5%)	19 (39.6%)	67 (39.5%)	
pT3	19 (4.9%)	1 (2.1%)	11 (6.4%)	
pT4	11 (2.9%)	2 (4.2%)	7 (4.1%)	
Afectación ganglionar				
pN0	299 (77.7%)	36 (75%)	124 (72.1%)	0.213
pN1mic	9 (2.3%)	0 (0%)	1 (0.6%)	
pN1	62 (16.1%)	8 (16.7%)	38 (22.1%)	
pN2	11 (2.9%)	4 (8.3%)	6 (3.5%)	
pN3	4 (1%)	0 (0%)	3 (1.7%)	
Metástasis				
M0	385 (100%)	48 (100%)	172 (100%)	
M1	0 (0%)	0 (0%)	0 (0%)	
Histología				
Ductal	309 (80.3%)	47 (97.9%)	164 (95.3%)	0.001
Lobulillar	61 (15.8%)	1 (2.1%)	7 (4.1%)	
Otros	15 (3.9%)	0 (0%)	1 (0.6%)	
Grado histológico				
G1	112 (29.1%)	8 (16.7%)	4 (2.4%)	0.001
G2	231 (60%)	26 (54.2%)	58 (33.7%)	
G3	42 (10.9%)	14 (29.2%)	110 (64%)	
Invasion linfática				
Sí	40 (10.4%)	5 (10.4%)	26 (15.1%)	0.274
No	345 (89.6%)	43 (89.6%)	146 (84.9%)	
Recept. estrógeno				
Positivos	366 (95.1%)	43 (89.6%)	110 (64%)	0.001
Negativos	19 (4.9%)	5 (10.4%)	62 (36%)	
Recept. progesterona				
Positivos	324 (84.2%)	37 (77.1%)	98 (57%)	0.001
Negativos	61 (15.8%)	11 (22.9%)	74 (43%)	
Subtipo molecular *				
Luminal A	300 (77.9%)	34 (70.8%)	0 (0%)	0.001
Luminal B HER2-	54 (14%)	8 (16.7%)	99 (57.6%)	
Luminal HER2+	15 (4%)	1 (2.1%)	13 (7.6%)	
HER2+ ER/PR-	5 (1.3%)	3 (6.3%)	10 (5.8%)	
Basal	11 (2.9%)	2 (4.2%)	50 (29.1%)	

4.3.3 Modificación del grado histológico utilizando el Ki67

La forma clásica de establecer el grado histológico se realiza de acuerdo con el método de Elston-Ellis y es uno de los factores pronósticos bien establecidos en el cáncer de mama. Este método implica en uno de sus pasos contar el número de mitosis por 40 campos de gran aumento lo cual suele ser un procedimiento lento, tedioso y poco reproducible. Además el recuento de mitosis requiere una cantidad de tejido superior a la que necesitaríamos para evaluar el Ki67.

Por ello proponemos una variación en el sistema para determinar el grado histológico en el que sustituiríamos el número de mitosis por el valor de Ki67 en el score, poniendo los 3 puntos de corte: 0-10% (1 punto), 11-19% (2 puntos) y ≥20% (3 puntos). En la **tabla 13** podemos observar la comparación del grado de nuestras muestras utilizando ambos sistemas. La concordancia es muy alta (p=0,000), pero parece haber una discreta mejoría en la homogeneidad del tamaño de los grupos con el método modificado. El porcentaje de los tumores grado 2 desciende de 52.06% a 48.59% y respecto a los tumores grado 3 el porcentaje aumenta de 27.43% a un 29.25%.

Tabla 13. Comparativa entre los dos sistemas de determinación del grado histológico (p=0.000)

	Grado 1 modificado	**Grado 2 modificado**	**Grado 3 modificado**	**Total**
Grado I	117 (80.3%)	6 (2%)	1 (0.6%)	124 (20.49%)
Grado II	17 (12.7%)	243 (82.7%)	55 (31.1%)	315 (52.06%)
Grado III	0 (0%)	45 (15.3%)	121 (68.4%)	166 (27.43%)
Total	134 (22.1%)	294 (48.59%)	177 (29.25%)	605

Al analizar la relación entre las principales variables clínico-patológicas y el grado histológico evaluado mediante ambos sistemas (**tabla 14**). Se observó un incremento de los casos de grado 3 en las pacientes jóvenes cuando utilizamos el nuevo sistema, lo cual parecería más adecuado. También aumentan los grado 3 en los Luminales B con HER2 negativo y los basales. Por el contrario se observa una disminución de los grado 3, nuevos, en los tumores Luminales A.

Tabla 14. Comparativa entre los dos sistemas de evaluación del grado

	Grado 1	Grado 2	Grado 3	p	Nuevo Grado 1	Nuevo Grado 2	Nuevo Grado 3	p
Edad								
<50	19 (18.4%)	49 (47.6%)	35 (34%)	0.269	18 (17.5%)	45 (43.7%)	40 (38.8%)	0.057
≥50	105 (20.9%)	266 (53%)	131 (26.1%)		116 (23.1%)	249 (49.6%)	137 (27.3%)	
Tamaño tumoral								
pT1	94 (26%)	189 (52.4%)	78 (21.6%)	0.000	103 (28.5%)	174 (48.2%)	84 (23.3%)	0.001
pT2	24 (12.4%)	96 (49.7%)	73 (37.8%)		25 (13%)	94 (48.7%)	74 (38.3%)	
pT3	5 (16.1%)	17 (54.8%)	9 (29%)		5 (16.1%)	15 (48.5%)	11 (35.5%)	
pT4	1 (20.5%)	13 (65%)	6 (27.4%)		1 (5%)	11 (55%)	8 (40%)	
Afectación ganglionar								
pN0	102 (22.2%)	241(52.5%)	116 (25.3%)	0.018	112 (24.4%)	225 (49%)	122 (26.6%)	0.011
pN1mic	5 (50%)	5 (50%)	0 (0%)		5 (50%)	4 (40%)	1 (10%)	
pN1	15 (13.9%)	54 (50%)	39 (36.1%)		15 (13.9%)	52 (48.1%)	41 (38%)	
pN2	2 (9.5%)	11 (52.4%)	8 (38.1%)		2 (9.5%)	9 (42.9%)	10 (47.6%)	
pN3	0 (0%)	4 (57.1%)	3 (42.9%)		0 (0%)	4 (57.1%)	3 (42.9%)	
Metástasis								
M0	124 (20.5%)	315 (52.5%)	166 (27.4%)		134 (22.1%)	294 (48.6%)	177 (29.3%)	
M1	0 (0%)	0 (0%)	0 (0%)		0 (0%)	0 (0%)	0 (0%)	
Histologia								
Ductal	94 (18.1%)	262 (50.4%)	164 (31.5%)	0.001	105 (20.2%)	246 (47.3%)	169 (32.5%)	0.015
Lobulillar	19 (27.5%)	48 (69.6%)	2 (2.9%)		18 (26.1%)	44 (63.8%)	7 (10.1%)	
Otros	11 (68.8%)	5 (31.3%)	0 (0%)		11 (68.8%)	4 (25%)	1 (6.3%)	
Invasión linfática								
Sí	5 (7%)	38 (53.5%)	28 (39.4%)	0.002	7 (9.9%)	36 (50.7%)	28 (39.4%)	0.001
No	119 (22.3%)	277 (51.9%)	138 (25.8%)		127 (23.8%)	258 (48.3%)	149 (27.9%)	
Subtipo molecular*								
Luminal A	97 (29%)	201 (60.2%)	36 (10.8%)	0.001	107 (32%)	217 (65%)	10 (3%)	0.001
Luminal B HER2-	23 (13.9%)	86 (51.8%)	57 (34.3%)		21 (12.7%)	50 (30.1%)	95 (57.2%)	
Luminal B HER2+	1 (3.4%)	13 (44.8%)	15 (51.7%)		2 (6.9%)	14 (48.3%)	13 (44.8%)	
HER2+ ER/PR-	2 (11.1%)	2 (11.1%)	14 (77.8%)		2 (11.1%)	3 (16.7%)	13 (72.2%)	
Basal	1 (1.7%)	13 (22.4%)	44 (75.9%)		2 (3.4%)	10 (17.2%)	46 (79.3%)	

4.3.4 Relación Ki67 con supervivencia. (Análisis univariado)

Las características clínico-patológicas de nuestra serie fueron evaluadas en un análisis univariado (Kaplan-Meyer, log-rank test) con la supervivencia libre de enfermedad (SLE), la supervivencia específica para enfermedad (SEE) y la supervivencia global (SG).

La media de seguimiento fue de 62.4 meses (rango de 0.76 meses a 107 meses), 550 pacientes (90.9%) estaban vivas y libres de enfermedad, 22 (3.6%) estaban vivas pero con enfermedad (media de seguimiento de 47.3 meses; rango de 18.73 a 93.44 meses), 15 (2.5%) muertas a causa del tumor (media de seguimiento de 44.1 meses; rango 16.46 a 95.57 meses) y 18 (3%) muertas por otras causas. A pesar de que el seguimiento es largo, se observa un mayor número de muertes por otras causas que por el cáncer de mama. Probablemente con un seguimiento mayor obtendríamos más eventos relacionados con el cáncer de mama.

Los resultados de este análisis realizado para los diferentes puntos de corte del Ki67 se reflejan en las **figuras 30 y 31**. Podemos constatar una significancia estadística para SLE, SEE y SG para el punto de corte de Ki67<14% (SLE p=0.013, SEE p=0.001 y SG p=0.002) y para el Ki67≥20% (SLE p=0.010, SEE p=0.001 y SG p=0.001) (**Figura 30a,b,c,d**). En el subgrupo de tres categorías encontramos diferencias estadísticamente significativas entre Ki67 0-10% y Ki67≥20% para SLE (p=0.008), SEE (p=0.001) y SG (p=0.001) (**Figura 31a,b**), y se observó una tendencia estadística entre Ki67 0-10% y Ki67 11-19% para SG (p=0.071) y SEE (p=0.081).

Figura 30a. Supervivencia libre de enfermedad para Ki67<14%

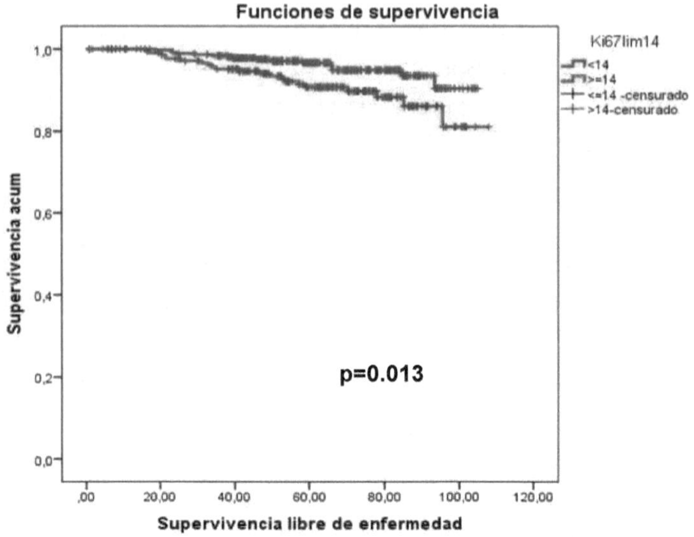

Figura 30b. Supervivencia libre de enfermedad para Ki67≥20%

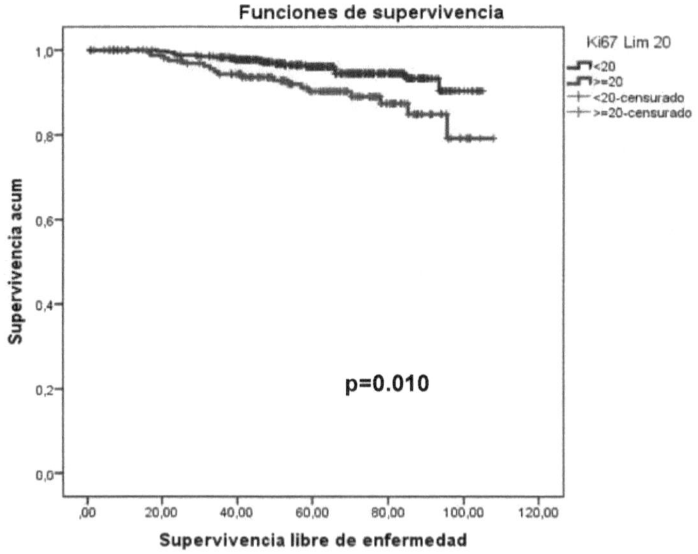

Figura 30c. Supervivencia específica para enfermedad para Ki67<14%

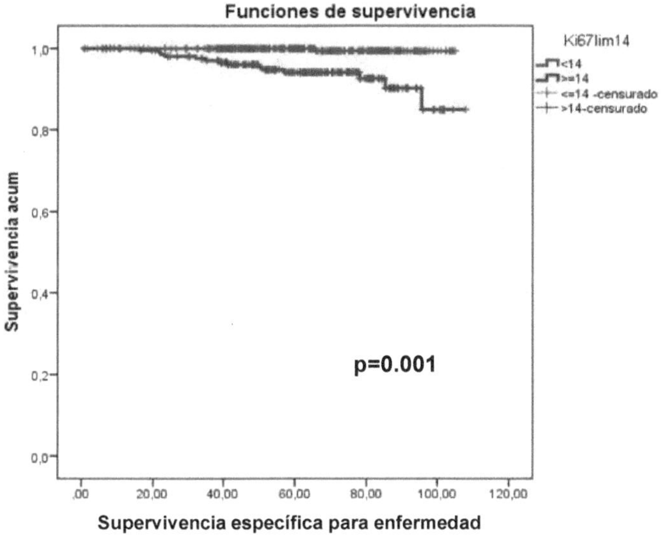

Figura 30d. Supervivencia específica para enfermedad para Ki67≥20%

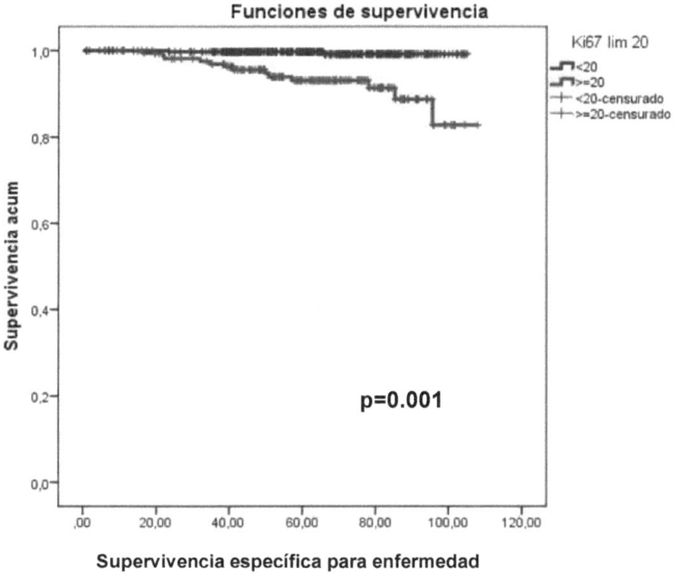

Figura 31a. Supervivencia libre de enfermedad para tres categorías de Ki67

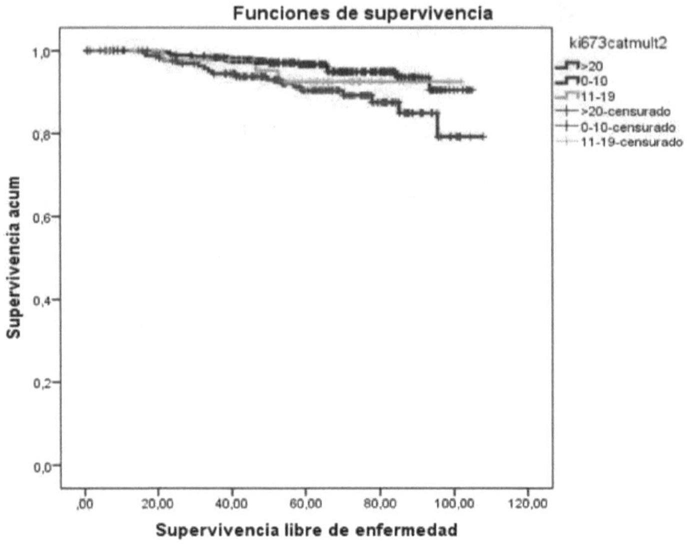

	Ki67 0-10%	Ki67 11-19%	Ki67 ≥20%
Ki67 0-10%		p=0.487	**p=0.008**
Ki67 11-19%	p=0.487		p=0.443
Ki67 ≥20%	**p=0.008**	p=0.443	

Figura 31b. Supervivencia específica para enfermedad para tres categorías de Ki67

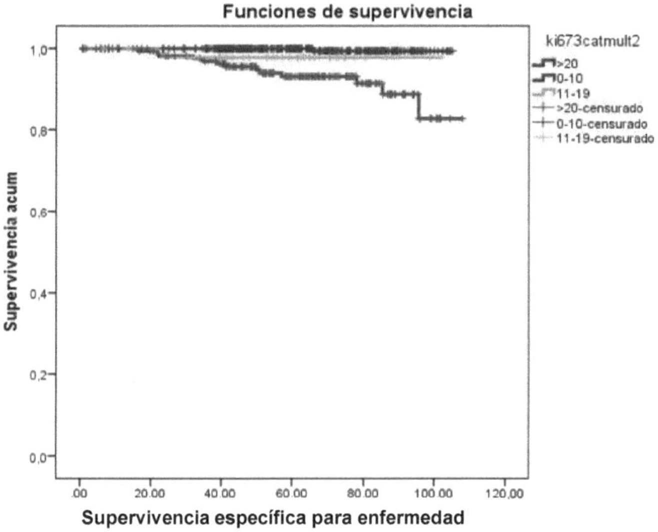

	Ki67 0-10%	Ki67 11-19%	Ki67 ≥20%
Ki67 0-10%		p=0.081	**p=0.001**
Ki67 11-19%	p=0.081		p=0.216
Ki67 ≥20%	**p=0.001**	p=0.216	

Además la SG y la SEE se asociaron con el tamaño tumoral (pT) (p=0.001 ambas), el grado histológico (SG p=0.004; SEE p=0.001), el grado histológico modificado (p=0.000 ambas), la necrosis tumoral (SG p=0.003; SEE p=0.019) y con la expresión de los RE y RP (p=0.000 ambos).

La SLE se asoció con el tamaño tumoral (pT) (p=0.000), la afectación ganglionar (pN) (p=0.000), afectación ganglionar (pN) (p=0.000), el grado histológico (p=0.000), el grado histológico modificado (p=0.000), necrosis tumoral (p=0.001) y con la expresión de los RE y RP (p=0.000 ambos).

La sobreexpresión de HER2 no se correlacionó con la SG ni con la SEE ni con la SLE, probablemente porque el tratamiento con Trastuzumab ha cambiado el pronóstico de estas pacientes mejorándolo sustancialmente.

Analizamos también la supervivencia en relación con los subtipos moleculares establecidos en el consenso de St Gallen 2013 y encontramos diferencias estadísticamente significativas para SG y SEE (p=0.000 ambos) y para SLE (p=0.003). Es más, las diferencias en SG y SEE se confirmaron entre los pacientes con tumores luminales A y basales (p=0.000 ambos) y entre los luminales B y los basales (SG p=0.001; SEE p=0.003). También se objetivaron diferencias estadísticamente significativas para la SLE entre los tumores luminales A y los luminales B (p=0.042), entre los luminales A y los basales (p=0.000) y entre los luminales B y los basales (p=0.055).

4.3.5 Relación sistema modificado de grado histológico con supervivencia. (Análisis univariado)

En este estudio hemos pretendido además evaluar una modificación del sistema clásico para establecer el grado histológico de los tumores, sustituyendo el contaje de mitosis por el estudio del Ki67. Nuestra modificación ha mostrado una relación estadísticamente significativa para la SG, SEE (p=0.001 ambas) y SLE (p=0.007). Con el sistema modificado encontramos diferencias entre los tumores grado I respecto a los tumores grado III (SG p=0.009; SEE p=0.002; SLE p=0.005) y entre los tumores grado II y los grado III (SG p=0.006; SEE p=0.001; SLE p=0.027). Pero no entre los tumores grado I y los de grado II (SG p=0.990; SEE p=0.364; SLE p=0.185). En la **figura 32 (a,b,c,d)** se reflejan estos datos. Con el sistema clásico también encontramos diferencias significativas entre los grado I y II con respecto a los grado III (SG p=0.009 y p=0.006 respectivamente; CEE p=0.005 y p=0.001 respectivamente; SLE p=0.003 y p=0.002 respectivamente) y tampoco encontramos diferencias significativas entre los grados I y II (SG p=0.478; SEE p=0.287; SLE p=0.367).

Figura 32a. Supervivencia libre de enfermedad para grado histológico clásico

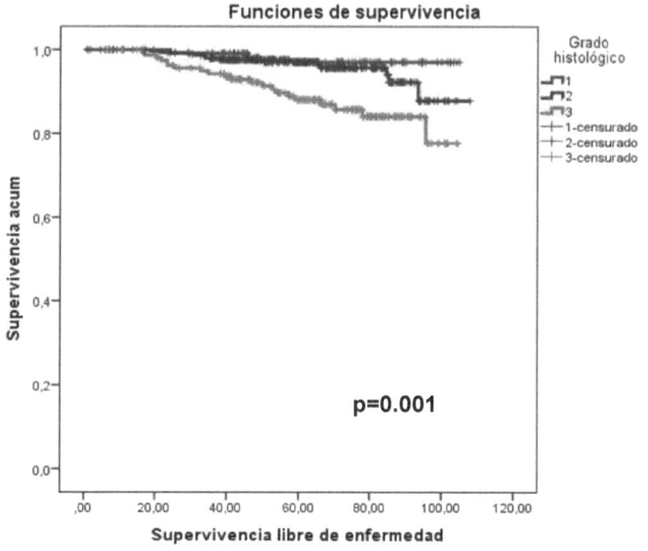

Figura 32b. Supervivencia libre de enfermedad para grado histológico modificado.

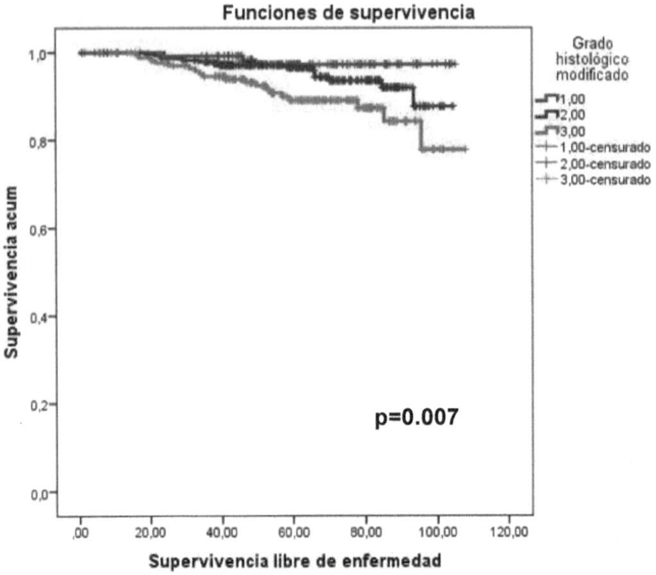

Supervivencia libre de enfermedad

	Grado histológico clásico	Grado histológico modificado
Grado I – Grado II	p=0.367	p=0.185
Grado I – Grado III	p=0.003	p=0.005
Grado II – Grado III	p=0.002	p=0.027

Figura 32c. Supervivencia específica para enfermedad para grado histológico clásico.

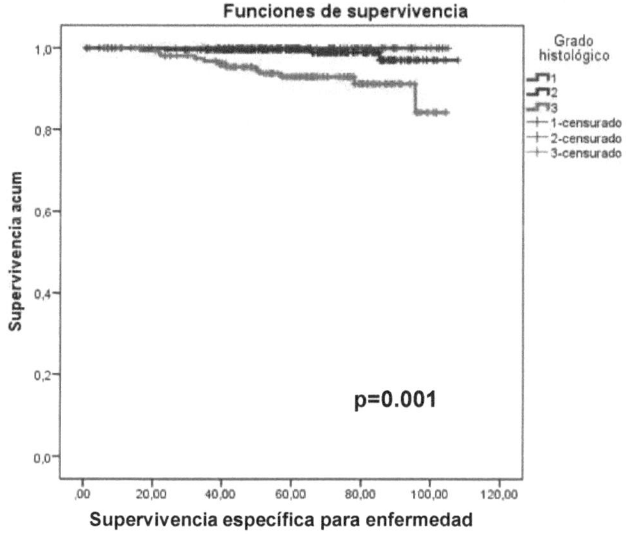

Figura 32d. Supervivencia específica para enfermedad para grado histológico modificado

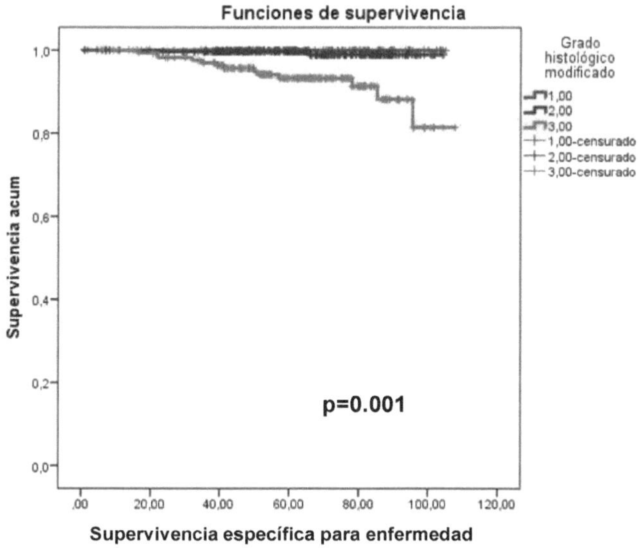

Supervivencia específica para enfermedad

	Grado histológico clásico	Grado histológico modificado
Grado I – Grado II	p=0.287	p=0.364
Grado I – Grado III	p=0.005	p=0.002
Grado II – Grado III	p=0.001	p=0.001

4.3.6 Relación Ki67 con la supervivencia. (Análisis multivariado)

En la **tabla 15** resumimos los datos del análisis multivariado que incluye Ki67, edad de las pacientes (<50 o ≥50 años), invasión vascular, necrosis tumoral, RE, RP, HER2, tamaño tumoral (≤2cm o >2cm) y afectación ganglionar (sí o no).

Según el modelo de regresión de Cox, dos variables se asociaron a una pobre SEE: un Ki67 alto, tanto para el punto de corte del 14% (p=0.002, HR 23.555; I.C. 3.095-179.273) como para el del 20% (p=0.001, HR 15.448; I.C. 3.480-68.583) y un tamaño tumoral superior a 2cm (p=0.008, HR 15.840; I.C. 2.079-120.689). Habría que destacar que, aunque ambos puntos de corte muestran una clara asociación con la SEE, el punto de corte del 14% es el que tiene una HR más elevada.

Ninguno de los puntos de corte se asoció con la SG en el análisis multivariado probablemente porque hay mayor proporción de muertes por otras causas que por la enfermedad.

Según el mismo modelo de regresión de Cox y si consideramos el Ki67 como una variable continua se identifica una relación negativa tanto con la SG (p=0.001, HR 1.03; I.C. 1.020-1.045) como con la SEE (p=0.001, HR 1.044; I.C. 1.024-1.064). Así, para cada incremento en el porcentaje de Ki67 el HR aumenta 1.04 veces en el caso de la SEE.

También se obtienen resultados significativos cuando comparamos tumores con Ki67 entre 0 y 10% y tumores con Ki67≥20% siendo de peor pronóstico, respecto a la SEE, estos últimos (p=0.001, HR 27.396; I.C. 3.579-209.705). Las diferencias entre Ki67 0-10% vs 11-19%, y entre Ki67 11-19% vs ≥20% no fueron estadísticamente significativas.

Tabla 15. Análisis multivariado para Supervivencia específica para enfermedad

	p	HR	95,0% IC para HR min-max
Análisis multivariado para ki67<14%			
Ki67<14%	0.002	23.555	3.095-179.273
Tumor >2cm	0.008	15.840	2.079-120.689
Análisis multivariado para ki67≥20%			
ki67≥20%	0.001	15.448	3.480-68.583
Tamaño tumor >2cm	0.008	16.245	2.128-123.990
Análisis multivariado para ki67 como variable cuantitativa			
Porcentaje Ki67	0.001	1.044	1.024-1.064
Tamaño tumor >2cm	0.012	13.801	1.760-108.224
Análisis multivariado para ki67 en 3 categorías			
Ki67 0-10% vs ≥20%	0.001	27.396	3.579-209.705
Tamaño tumor >2cm	0.011	14.185	1.851-108.715

No encontramos correlación entre la SLE y el Ki67 en el análisis multivariado, pero sí con el tamaño tumoral (p=0.001, HR 6.533; I.C. 2.869-14.877), la pérdida de RP (p=0.001, HR 3.401; I.C. 1.766-6.551) y la invasión linfática (p=0.001, HR 3.448; I.C. 1.725-6.892) (**Tabla 16**).

Tabla 16. Análisis multivariado para supervivencia libre de enfermedad

	p	**HR**	**95,0% IC para HR min-max**
Análisis multivariado para ki67<14%, ki67≥20% y como variable cuantitativa			
Tamaño tumor >2cm	0.001	6.533	2.869-14.877
Pérdida RP	0.001	3.401	1.766-6.551
Invasión linfática	0.001	3.448	1.725-6.892

Respecto al grado histológico modificado, tal como se refleja en la **tabla 17**, cuando realizamos el análisis (modelo de regresión de Cox) los tumores grado III se asociaron con una pobre SEE comparado con tumores grado II (p=0.002, HR 10.664; I.C. 2.404-47.300) También se asoció a una pobre SEE el tamaño tumoral >2cm (p=0.011 HR 14.056; C.I. 1.845-107.083)

Con el método clásico, los tumores grado III también se asociaron con una pobre SEE comparado con tumores grado II (p=0.018, HR 4.782; I.C. 1.314-17.403) (modelo de regresión de Cox) pero la HR es menor que para el grado modificado. Así mismo se asociaron a una pobre SEE el tamaño tumoral >2cm (p=0.006 HR 17.214; C.I. 2.262-131.008) y la pérdida de RP (p=0.037 HR 3.204; C.I. 1.0751-9.586).

Tabla 17. Análisis multivariado de supervivencia específica para enfermedad para el grado histológico

	p	HR	95,0% IC para HR min-max
Grado 2 vs Grado 3			
Tamaño tumor >2cm	0.006	17.214	2.262-131.008
Grado 2 vs Grado 3	0.018	4.782	1.314-17.403
Pérdida RP	0.037	3.204	1.0751-9.586
Grado 2 vs Grado 3 Modificados			
Grado 2 vs Grado 3	0.002	10.664	2.404-47.300
Tamaño tumor >2cm	0.011	14.056	1.845-107.083

5. DISCUSIÓN

El cáncer de mama es un grupo heterogéneo de neoplasias con diferentes características histopatológicas, IHQ y genéticas (130). En consecuencia, la decisión del tratamiento adyuvante más adecuado en pacientes con cáncer de mama en estadios iniciales, es cada día más compleja. Hemos pasado de un modelo del "mayor tratamiento posible" a otro del "menor tratamiento necesario" para cada paciente. Para tomar esta decisión disponemos de una serie de factores pronósticos y predictivos que nos ayudarán a decidir si una paciente se beneficiará, o no, de un determinado tratamiento. Los principales parámetros que definen las recomendaciones de tratamiento a día de hoy son los RE, los RP y la expresión de HER2 (131). Por otro lado, extensos análisis genómicos así como el reconocimiento de los subtipos moleculares intrínsecos definidos según los perfiles de expresión génica han supuesto un gran avance en el conocimiento de esta enfermedad y son de gran ayuda en la toma de decisiones terapéuticas. Pero estas pruebas son caras y no están al alcance de todo el mundo, razón por la cual enfoques alternativos se han desarrollado utilizando métodos IHQ más ampliamente disponibles. El Ki67 está siendo utilizado como un marcador de proliferación alternativo aunque con menor validez analítica que las pruebas moleculares (132).

Parece lógico pensar que exista relación entre el grado de "agresividad" de un cáncer y su "velocidad" de proliferación y probablemente por ello se han estudiado múltiples parámetros de proliferación celular de los tumores a lo largo de los años para tratar de predecir el pronóstico de un cáncer.

El Ki67 es uno de estos parámetros de proliferación, es una proteína que actúa como marcador nuclear de proliferación celular ya que sólo puede ser identificado en las fases activas del ciclo celular. Esta proteína fue descubierta en una línea celular de un linfoma de Hodgkin (L428) en los años 80 (77). Recibió su nombre de la ubicación del investigador que la descubrió. Así "Ki" viene de la Universidad de Kiel, en Alemania, y "67" se refiere al número de la clona en el que se identificó. El hecho de que universalmente se expresara exclusivamente en las células en replicación condujo a posteriores estudios para establecerlo como un marcador de proliferación celular. Aunque inicialmente el anticuerpo Ki67 se aplicó tan sólo en tejido fresco directamente, muchos otros anticuerpos se desarrollaron posteriormente para poder ser aplicados en muestras de parafina como el policlonal descrito por Key en el año 1993 (78) o el monoclonal conocido como MIB-1 ("mouse anti-human Ki67 monoclonal antibody") que es, a día de hoy, el más extendido (65). En la actualidad, la determinación de Ki67, es ampliamente utilizada para evaluar la velocidad de crecimiento de muchas otras neoplasias y también para predecir el pronóstico de los pacientes.

Las aplicaciones prácticas de la determinación del Ki67 en el cáncer de mama se conocen desde hace tiempo. De hecho, el gen que codifica el Ki67, se incluyó entre los detectados por RT-PCR ("reverse-transcriptase–polymerase-chain-reaction") para estimar el riesgo de recidiva (133) y es uno de los 21 genes del Oncotype Dx (134) . El Ki67 se utiliza también en la clasificación molecular del cáncer de mama para definir de forma indirecta los Luminal B (90). La manera más práctica de determinar la expresión de Ki67 es por IHQ y, desde hace poco, el estudio de Ki67 junto con los RE, RP y HER2 se considera un modo alternativo para definir la clasificación molecular del cáncer de mama donde diferencia los tumores Luminal A de los B (90).

Recientemente se publicaron algunas indicaciones y recomendaciones metodológicas para la determinación IHQ del Ki67 (81), no obstante, tal como declaran los autores, se necesitan más estudios. En el presente trabajo hemos querido evaluar el papel Ki67 como factor pronóstico para las pacientes con cáncer de mama en estadios iniciales y su correlación con otros factores clínico-patológicos, incluyendo el grado histológico y el contaje de mitosis, y revisar su utilidad. Secundariamente, el estudio del Ki67 sobre la muestra de CDis nos da una idea de la probable relación entre la expresión de este marcador y la probabilidad de recidiva local aunque en este trabajo sólo se muestra como una tendencia no significativa.

Las características clínico-patológicas de los casos estudiados están en concordancia con las series publicadas en otros estudios similares (79,80,135–138).

Estudios previos relacionaron la expresión de Ki67 con otros métodos de medida de proliferación celular, incluyendo la captación de bromodeoxyuridina por las células en fase S de la mitosis, uno de los métodos más antiguos de estudio de proliferación, pero la gran variabilidad de resultados y de puntos de corte utilizados, no permitió lograr una significancia independiente (139). La relación del Ki67 y las mitosis ha sido estudiada en el cáncer de mama y es más precisa cuando se compara el valor de Ki67 con el número de mitosis por número de células que si se compara con el número de mitosis por campo (140), como se hace habitualmente para establecer el grado histológico. Varios trabajos relacionan el índice de actividad mitótica (MAI), marcador de proliferación, con el pronóstico de las pacientes con cáncer de mama y ganglios negativos, aseguran que el MAI es un factor pronóstico independiente en estas pacientes y que pacientes con un elevado MAI tienen el mismo mal pronóstico que pacientes con 1-3 ganglios afectos (141,142).

A día de hoy, las principales preocupaciones relacionadas con el Ki67 son 3: la variabilidad en la metodología de detección, el punto de corte, y la cantidad de tejido que se precisa para una adecuada determinación.

El punto débil de la metodología de los estudios IHQ, en general, se debe a la limitada reproductibilidad de la técnica, y a la subjetividad de su valoración, como también ocurre con las determinaciones de receptores hormonales o el HER2 (143,144). Varias cuestiones preanalíticas pueden limitar la validez de la determinación IHQ de Ki67 (145,146). Esto incluye el tipo de biopsia, el tiempo y tipo de fijación, el tiempo que ha permanecido fijada y la forma de almacenar la muestra. Estos estudios sí que observaron diferencias en la apariencia de la tinción nuclear identificando en las muestras más rápidamente fijadas núcleos teñidos más uniformemente y mejor circunscritos que en las muestras que tardaron más en fijarse y en las que encontraban áreas de tinción muy irregular. Parece que esta variabilidad no afecta a la determinación visual pero podría dificultar los análisis de imagen digitalizada (81). La determinación del Ki67 mejoró claramente tras la comercialización del anticuerpo MIB1 que permitió su realización sobre tejido ya fijado y tiene además la propiedad de unirse a un epitopo específico del Ki67, lo que le confiere una alta especificidad y que además es un epitopo que se repite 16 veces en la proteína lo que le confiere además una alta sensibilidad (81). Además, las técnicas de recuperación del antígeno ayudaron a conseguir buenos resultados en este sentido. Estos avances favorecieron que dos meta-análisis pudieran demostrar la asociación entre una expresión de Ki67 alta y un número mayor de recidivas y muertes en pacientes con cáncer de mama (79,147). Estas recomendaciones (81) facilitarán mejores resultados y comparaciones más fáciles entre diferentes investigadores. Además, en los últimos años ha habido un rápido desarrollo de técnicas de Análisis Digital de Imágenes (ADI) con múltiples aplicaciones en la práctica clínica. Una de las aplicaciones de más utilidad a día de hoy es en el campo de la IHQ ya que permitiría aumentar la precisión, reproductibilidad y cuantificación de estas técnicas. Múltiples estudios de análisis digital de imágenes tienen como objetivo marcadores IHQ del cáncer de mama, cada día más importantes para las terapias personalizadas. Uno de los parámetros que más podría beneficiarse es el KI67. Estas técnicas podrían ser el sujeto de futuros estudios si las determinaciones con métodos visuales no consiguen llegar a una validez analítica suficiente (148–151).

Otro de los problemas para las aplicaciones del Ki67 son los diferentes puntos de corte aplicados para discriminar entre los tumores de alto y bajo riesgo. La cuestión sobre el mejor punto de corte para el Ki67 en la práctica clínica es un tema de amplia discusión y todavía parece lejos llegar a un consenso sobre la propuesta que se hizo de utilizar el 14% para distinguir los tumores Luminal B de los luminal A (90,152). En la literatura encontramos una gran variedad de propuestas: algunos estudios utilizaban el 10% (153), otros el 14% (90), el 15% (136), el 20% (57,93,154,155) y otros utilizaban la mediana (156) o la media (157). Como ya se ha mencionado antes, Dowsett et al. (81) y Polley et al. (151) evaluaron los factores que podrían contribuir a las discordancias entre los laboratorios y que podrían dificultar la obtención de un punto de corte aplicable en la práctica clínica (152). Muy recientemente en 2015, realizaron un nuevo intento de estandarizar la determinación de Ki67 para así poder trasladar su utilidad a la práctica clínica pero concluyeron que antes de eso se tendrían que realizar más estudios con Ki67 estandarizado y relacionarlo con el pronóstico de las pacientes (158). En esta línea se encuentra este trabajo que en el análisis univariado encontró relación del Ki67 con la SLE, SEE y la SG para ambos puntos de corte Ki67<14% y Ki≥20%. También en el análisis multivariado se asociaron ambos puntos de corte de manera independiente con la SEE que no así con la SG ni con la SLE. Sin embargo, aunque ambos puntos de corte fueran significativos en relación con la SEE en este análisis, la HR para el punto de corte del 14% fue superior a la del punto de corte del 20% lo cual significa que el aumento de riesgo cuando el Ki67 está por encima de 14% es mayor que si está por encima de 20%. Resultados similares se han publicado recientemente en algunos estudios (80,136). Por este motivo recomendamos mantener el punto de corte en el 14%.

Es importante destacar que el Ki67 como variable continua sí que se asocia en el análisis multivariado tanto con la SG como con la SEE, tal como también se refleja en el último consenso de St Gallen de 2015 (132).

Respecto a la tercera de las preocupaciones anteriormente señaladas, también es importante la cantidad de material biológico necesario para una determinación adecuada del Ki67. Estudios iniciales sugieren que los resultados obtenidos de los microarrays de tejido son similares a aquellos obtenidos de muestras tumorales (159,160), aunque un reciente estudio, con una serie de más de 500 casos, ha demostrado que el porcentaje medio de expresión de Ki67 varía desde el 18% en las áreas "hot-spot" de las muestras tumorales a un 13% en las biopsias con aguja gruesa y a un 7% en los microarrays de tejido. Estas diferencias fueron estadísticamente significativas en casos pareados e indican que para futuros estudios deberían aplicarse puntos de corte específicos para cada tipo de muestra (135). Al igual que en nuestra serie, en la que el Ki67 se evaluó en biopsias con aguja gruesa en la mayoría de casos, el mejor punto de corte fue el 14%.

El Ki67 se ha relacionado así mismo con muchos datos clínico-patológicos en el cáncer de mama, como la edad de las pacientes (80,136), el tamaño tumoral (80,135–137,139,161), afectación ganglionar (80,137,138), tipo histológico (136,162), invasión vascular (80,136), positividad de HER2 (80,136,137) y negatividad de los receptores hormonales (80,136–139,161,163). Nuestros resultados están en concordancia con los previamente descritos.

El grado histológico es uno de los factores frecuentemente asociado al Ki67 (80,135–139,161,163). Basándonos en la relación entre el Ki67 y las mitosis (140) analizamos la alternativa de reemplazar el contaje de mitosis por el valor de Ki67 para establecer el grado histológico. Así dividiríamos el valor de Ki67 en 3 categorías: asignaríamos un score de 1 al Ki67 entre 0 y 10%, un score 2 para los tumores con un Ki67 entre 11 y 19% y un score 3 para los tumores con Ki67 superior o igual al 20%. Estableciendo el grado histológico de esta manera, los tumores grado III, susceptibles de quimioterapia, aumentaron del 27.43 al 29.25% mientras que los de grado II disminuyeron de 52.06 a 48.59%. En el análisis estadístico univariado, ambos sistemas de gradación, tanto el clásico como el modificado, se relacionaron con la SEE, la SG y la SLE. Además, se observaron diferencias estadísticamente significativas en SEE, la SG y SLE entre los tumores grado I-II y los tumores grado III para ambos métodos de gradación. No encontramos para ninguno de los métodos diferencias significativas entre tumores grado I y tumores grado II. El método de gradación modificado mejora sin embargo los resultados en el análisis multivariado respecto a la SEE entre pacientes con tumores grado II y tumores grado III ya que obtiene una HR de 10.664 que es muy superior a la HR obtenida con el grado clásico (HR 4.782). Es decir, aunque ambos métodos de gradación estén relacionados con la SEE de manera significativa, las diferencias que encontramos entre los grado II y III en cuanto a supervivencia son mayores cuando utilizamos el grado modificado.

En general, un Ki67 elevado en el cáncer de mama se asocia con una menor supervivencia y un peor pronóstico (79,147,164,165), tal como confirma, respecto a SG y SLE, un estudio reciente de Inwald et al. (80) con un análisis multivariado de una gran serie de 3658 pacientes. En este estudio además se observó la relación pronóstica entre el Ki67 y la positividad de HER2, la negatividad de los receptores hormonales, la edad, y el tamaño tumoral. Nuestro estudio multivariado, a diferencia de éste, sólo detecta la relación del

Ki67 con la SEE y lo hace tanto para el Ki67<14% como para el Ki67≥20% aunque la HR es superior para el 14%.

Respecto a la determinación de Ki67 en los CDis, en este estudio no hemos encontrado una relación estadísticamente significativa con la supervivencia libre de enfermedad pero sí una tendencia (p=0.81). Hace tiempo que el Ki67 se ha relacionado con el riesgo de recidiva de los CDis un ejemplo de ello es un estudio del año 2010 que, utilizando el punto de corte del 10%, encontraba un aumento de las recidivas con Ki67 altos (166). Recientemente, dos estudios del 2015 demuestran la relación estadísticamente significativa entre la expresión de Ki67 y el riesgo de recidiva local (167,168). Como parte definitoria de la clasificación molecular con parámetros IHQ, el Ki67 se relaciona con el riesgo de recidiva en otros estudios (169). Queda claro que en la literatura existe una evidente asociación entre la expresión de Ki67 y el riesgo de recidiva de los carcinomas in situ. La falta de significancia en este trabajo probablemente sea consecuencia de un tamaño insuficiente de la muestra.

Un Ki67 elevado podría indicar una mejor respuesta a una quimioterapia agresiva en tumores con RE positivos (170,171). Cambios en la expresión de Ki67 tras un tratamiento sistémico, bien sea hormonal o una quimioterapia neoadyuvante podrían predecir el pronóstico a largo plazo (172,173). Otro estudio del Breast International Group evaluó el valor predictivo del Ki67 en pacientes postmenopáusicas con RE positivos y ganglios negativos para comparar el tratamiento adyuvante con Letrozol vs Tamoxifeno concluyendo que el Ki67 podría identificar a aquellas pacientes que potencialmente se beneficiarían del tratamiento inicial adyuvante con Letrozol (174). En un reciente meta-análisis detallan que varios estudios que han comparado los resultados obtenidos con caras pruebas moleculares como el Oncotype Dx® con métodos basados en técnicas IHQ obteniendo resultados muy similares (152). En uno de ellos utilizan la ecuación "Magee" que se compone de variables histológicas entre las que está el Ki67 y fue capaz de predecir el resultados del Oncotype Dx® en una serie de 283 casos de cáncer de mama (175). En otros se comparaba la capacidad de predicción pronóstica del Oncotype Dx® con un "IHQ4 score" que incluía RE, RP, HER2 y Ki67, obteniendo unos resultados similares (176,177). Este score es el que venimos utilizando en nuestra institución desde hace varios años.

Se puede considerar que, en la actualidad, el Ki67 junto con el estudio de RE, RP y HER2 constituyen un panel IHQ pronóstico básico en pacientes con cáncer de mama en estadios iniciales.

6. CONCLUSIONES

Las conclusiones de este estudio son las siguientes:

- El Ki67 es una variable pronóstica independiente en cuanto a la supervivencia específica de la enfermedad para el cáncer de mama en estadios iniciales.
- El Ki67 como variable continua se relaciona en el análisis multivariado tanto con la supervivencia específica de la enfermedad, con un aumento de 1.04 de riesgo de muerte por el cáncer por cada punto de aumento del Ki67, como con la supervivencia global, con un aumento de 1.03 de muerte por cada punto de aumento del Ki67.
- El Ki67 no ha demostrado ser una variable pronóstica independiente en cuanto a la supervivencia libre de enfermedad en el cáncer de mama en estadios iniciales.
- No se ha encontrado una relación estadísticamente significativa entre la tasa de recidivas en los carcinomas ductales "in situ" y los valores de Ki67, aunque sí una tendencia. La falta de significancia puede ser consecuencia de un tamaño insuficiente de la muestra.
- El punto de corte de valores de Ki67 con mayor capacidad predictiva de la supervivencia específica de la enfermedad es el del 14%. Aunque el punto de corte del 20% también ha resultado significativo, se ha demostrado que la HR es superior para el primero.
- Se ha encontrado una relación estadísticamente significativa entre Ki67 y ciertas variables clínico-patológicas como: la edad, el tamaño tumoral, el tipo histológico, el grado histológico, la expresión de receptores hormonales y de HER2.
- El índice de proliferación determinado con Ki67 podría reemplazar al recuento mitótico, difícilmente reproducible, para establecer el grado histológico de los carcinomas de mama.
- En este estudio, como en otros, se advierten ciertas debilidades metodológicas tanto en la detección inmunohistoquímica como en el método de contaje del Ki67. La serie analizada ha obtenido resultados equiparables a otras series de la literatura.

7. BIBLIOGRAFIA

1. Globocan. Estimated Cancer Incidence, Mortality and Prevalence Worldwide in 2012 [Internet]. 2012. Available from: http://globocan.iarc.fr/Pages//fact_sheets_cancer.aspx

2. INE. Cifras de población a 1 de julio de 2014. Instituto Nacional de Estadística: INE-BASE: Cifras de población a 1 de julio de 2014: Población total por sexo. 2014. p. Http://www.ine.es.

3. INE. Defunciones según causa de muerte. Instituto Nacional de Estadística: INE-BASE: Salud: defunciones según causa de muerte. 2014. p. Http://www.ine.es.

4. AECC. Cáncer de mama: Incidencia. Asociación Española contra el cáncer: Inicio: sobre el cáncer: Cáncer por localización: Cáncer de mama: Incidencia. 2014. p. Https://www.aecc.es.

5. Jemal A, Bray F, Center M, Ferlay J, Ward E, Forman D. Global cancer statistics. CA Cancer J Clin. 2011;61:69–90.

6. Elmore JG. Screening for breast cancer: Strategies and recommendations. Off Repr from UpToDate ® www.uptodate.com ©2015 UpToDate ®. 2015;

7. Polednak AP. Increase in Distant Stage Breast Cancer Incidence Rates in US Women Aged 25–49 Years, 2000–2011: The Stage Migration Hypothesis. J Cancer Epidemiol [Internet]. Hindawi Publishing Corporation; 2015;2015(M):1–7. Available from: http://www.hindawi.com/journals/jce/2015/710106/

8. Collins LC, Laronga C, Wong JS, Pierce LJ, Dizon DS, Hayes DF. Breast ductal carcinoma in situ: Epidemiology, clinical manifestations, and diagnosis. Off Repr from UpToDate ® www.uptodate.com ©2015 UpToDate ®. 2015;

9. Maggard M a, O'Connell JB, Lane KE, Liu JH, Etzioni D a, Ko CY. Do young breast cancer patients have worse outcomes? J Surg Res [Internet]. 2003;113(1):109–13. Available from: http://www.ncbi.nlm.nih.gov/pubmed/12943818

10. de la Rochefordiere a, Asselain B, Campana F, Scholl SM, Fenton J, Vilcoq JR, et al. Age as prognostic factor in premenopausal breast carcinoma. Lancet [Internet]. 1993;341(8852):1039–43. Available from: http://www.ncbi.nlm.nih.gov/pubmed/8096955

11. Albain KS, Allred DC, Clark GM. Breast cancer outcome and predictors of outcome: are there age differentials? J Natl Cancer Inst Monogr [Internet]. 1994;(16):35–42. Available from: http://www.ncbi.nlm.nih.gov/pubmed/7999467

12. Bonnier P, Romain S, Charpin C, Lejeune C, Tubiana N, Martin PM, et al. Age as a prognostic factor in breast cancer: relationship to pathologic and biologic features. Int J Cancer [Internet]. 1995;62(2):138–44. Available from: http://www.ncbi.nlm.nih.gov/pubmed/7622286

13. Nixon BAJ, Neuberg D, Hayes DF, Gelman R, Connolly JL, Schnitt S, et al. Relationship of Patient Age to Pathologic Features of the Tumor and Prognosis for Patients With Stage I or II Breast Cancer. 1994;12(5):888–94.

14. Kroman N, Jensen MB, Wohlfahrt J, Mouridsen HT, Andersen PK, Melbye M. Factors influencing the effect of age on prognosis in breast cancer: population based study. BMJ. 2000;320(7233):474–8.

15. Diab SG, Elledge RM, Clark GM. Tumor characteristics and clinical outcome of elderly women with breast cancer. J Natl Cancer Inst. 2000;92(7):550–6.

16. Fisher CJ, Egan MK, Smith P, Wicks K, Millis RR, Fentiman IS. Histopathology of breast cancer in relation to age. Br J Cancer. 1997;75(4):593–6.

17. Louwman WJ, Janssen-Heijnen MLG, Houterman S, Voogd a C, van der Sangen MJC, Nieuwenhuijzen G a P, et al. Less extensive treatment and inferior prognosis for breast cancer patient with comorbidity: a population-based study. Eur J Cancer [Internet]. 2005;41(5):779–85. Available from: http://www.ncbi.nlm.nih.gov/pubmed/15763655

18. Breastcancer.org. Estadísticas del cáncer de mama en los estados unidos. Breastcancer.org: Inicio: Síntomas y diagnóstico: el cáncer de mama: estadísticas del cáncer de mama en los estados unidos. 2013. p. Https://www.breastcancer.org.

19. Elledge RM, Clark GM, Chamness GC, Osborne CK. Tumor biologic factors and breast cancer prognosis among white, Hispanic, and black women in the United States. J Natl Cancer Inst. 1994;86(17):1352–3.

20. Fisher E, Land S, Fisher B, E M, Glarski L WN. Pathologic findings from the National Surgical Adjuvant Breast and Bowel Project. Cancer.

2004;100(2):238–44.

21. Crowe Jr. JP, Gordon NH, Hubay C a, Pearson OH, Marshall JS, McGuire WL. The interaction of estrogen receptor status and race in predicting prognosis for stage I breast cancer patients. Surgery. 1986;100(4):599–605.

22. Warwick J, Tab�r L, Vitak B, Duffy SW. Time-dependent effects on survival in breast carcinoma. Cancer [Internet]. 2004;100(7):1331–6. Available from: http://doi.wiley.com/10.1002/cncr.20140

23. Carter CL, Allen C, Henson DE. Relation of tumor size, lymph node status, and survival in 24,740 breast cancer cases. Cancer. 1989;63(1):181–7.

24. Arriagada R, Le MG, Dunant A, Tubiana M, Contesso G. Twenty-five years of follow-up in patients with operable breast carcinoma. Cancer [Internet]. 2006;106(4):743–50. Available from: http://doi.wiley.com/10.1002/cncr.21659

25. Soerjomataram I, Louwman MWJ, Ribot JG, Roukema J a., Coebergh JWW. An overview of prognostic factors for long-term survivors of breast cancer. Breast Cancer Res Treat [Internet]. 2008;107(3):309–30. Available from: http://link.springer.com/10.1007/s10549-007-9556-1

26. Chia SK, Speers CH, Bryce CJ, Hayes MM, Olivotto I a. Ten-Year Outcomes in a Population-Based Cohort of Node-Negative, Lymphatic, and Vascular Invasion-Negative Early Breast Cancers Without Adjuvant Systemic Therapies. J Clin Oncol [Internet]. 2004;22(9):1630–7. Available from: http://jco.ascopubs.org/cgi/doi/10.1200/JCO.2004.09.070

27. Koscielny S, Tubiana M, Lê MG, Valleron a J, Mouriesse H, Contesso G, et al. Breast cancer: relationship between the size of the primary tumour and the probability of metastatic dissemination. Br J Cancer. 1984;49(6):709–15.

28. D'Eredita G, Giardina C, Martellotta M, Natale T, Ferrarese F. Prognostic factors in breast cancer: the predictive value of the Nottingham Prognostic Index in patients with a long-term follow-up that were treated in a single institution. 2001;37(5):591–6.

29. Weiss RB, Woolf SH, Demakos E, Holland JF, Berry D a, Falkson G, et al. Natural history of more than 20 years of node-positive primary breast carcinoma treated with cyclophosphamide, methotrexate, and fluorouracil-

based adjuvant chemotherapy: a study by the Cancer and Leukemia Group B. J Clin Oncol [Internet]. 2003;21(9):1825–35. Available from: http://www.ncbi.nlm.nih.gov/entrez/query.fcgi?cmd=Retrieve&db=PubMed&dopt=Citation&list_uids=12721260

30. Veronesi U, Paganelli G, Galimberti V, Viale G, Zurrida S, Bedoni M, et al. Sentinel-node biopsy to avoid axillary dissection in breast cancer with clinically negative lymph-nodes. Lancet (London, England) [Internet]. Elsevier; 1997 Jun 28 [cited 2015 Sep 19];349(9069):1864–7. Available from: http://www.thelancet.com/article/S0140673697010040/fulltext

31. Giuliano a. E, Hunt KK, Ballman K V., Beitsch PD, Whitworth PW, Blumencranz PW, et al. Axillary Dissection vs No Axillary Dissection in Women With Invasive Breast Cancer and Sentinel Node Metastasis: A Randomized Clinical Trial. JAMA: The Journal of the American Medical Association. 2011. p. 569–75.

32. Corben AD. Pathology of Invasive Breast Disease. Surg Clin North Am. 2013;93(2):363–92.

33. Ellis I., Schnitt SJ, Bussalati G, Tavassoli F. CHAPTER 1 WHO histological classification of tumours of the breast. Pathol Genet Breast Female Genit Organs. 2003;432.

34. Guiu S, Wolfer A, Jacot W, Fumoleau P, Romieu G, Bonnetain F, et al. Invasive lobular breast cancer and its variants: How special are they for systemic therapy decisions? Crit Rev Oncol Hematol [Internet]. 2014;92(3):235–57. Available from: http://dx.doi.org/10.1016/j.critrevonc.2014.07.003

35. Li CI. Risk of mortality by histologic type of breast cancer in the United States. HormCancer. 2010;1(3):156–65.

36. Al-Baimani K, Bazzarelli A, Clemons M, Robertson S, Addison C, Arnaout A. Invasive Pleomorphic Lobular Carcinoma of the Breast Pathologic, Clinical, and Therapeutic Considerations. Clin Breast Cancer. 2015;pii: S1526(15):00144–5.

37. Ha KY, Deleon P, Deleon W. Invasive mucinous carcinoma of the breast. Proc (Bayl Univ Med Cent) [Internet]. 2013;26(3):295–7. Available from: http://www.pubmedcentral.nih.gov/articlerender.fcgi?artid=3684304&tool=pmcentrez&rendertype=abstract

38. Diab SG, Clark GM, Osborne CK, Libby A, Allred DC, Elledge RM. Tumor

characteristics and clinical outcome of tubular and mucinous breast carcinomas. J Clin Oncol. 1999;17(5):1442–8.

39. Rakha E a., Lee a. HS, Evans a. J, Menon S, Assad NY, Hodi Z, et al. Tubular Carcinoma of the Breast: Further Evidence to Support Its Excellent Prognosis. J Clin Oncol. 2010;28(1):99–104.

40. Chu Z, Lin H, Liang X, Huang R, Zhan Q, Jiang J, et al. Clinicopathologic Characteristics of Typical Medullary Breast Carcinoma: A Retrospective Study of 117 Cases. PLoS One. 2014;9(11):e111493.

41. Cao A, He M, Huang L, Shao Z, Di G. Clinicopathologic characteristics at diagnosis and the survival of patients with medullary breast carcinoma in China : a comparison with infiltrating ductal carcinoma-not otherwise specified. World J Surg Oncol. 2013;11:91.

42. Marginean F, Rakha E a, Ho BC, Ellis IO, Lee AH. Histological features of medullary carcinoma and prognosis in triple-negative basal-like carcinomas of the breast. Mod Pathol [Internet]. Nature Publishing Group; 2010;23(10):1357–63. Available from: http://www.nature.com/doifinder/10.1038/modpathol.2010.123

43. Nassar H, Qureshi H, Adsay NV, Volkanadsay N, Visscher D. Clinicopathologic analysis of solid papillary carcinoma of the breast and associated invasive carcinomas. Am J Surg Pathol. 2006;30(4):501–7.

44. Miyai K. Adenoid cystic carcinoma of breast: Recent advances. World J Clin Cases. 2014;2(12):732.

45. Ghabach B, Anderson WF, Curtis RE, Huycke MM, Lavigne J a, Dores GM. Adenoid cystic carcinoma of the breast in the United States (1977 to 2006): a population-based cohort study. Breast Cancer Res [Internet]. 2010;12(4):R54. Available from: http://www.pubmedcentral.nih.gov/articlerender.fcgi?artid=2949643&tool=pmcentrez&rendertype=abstract

46. Thompson K, Grabowski J, Saltzstein SL, Sadler GR, Blair SL. Adenoid cystic breast carcinoma: is axillary staging necessary in all cases? Results from the California Cancer Registry. Breast J [Internet]. 2011;17(5):485–9. Available from: http://www.pubmedcentral.nih.gov/articlerender.fcgi?artid=3721506&tool=pmcentrez&rendertype=abstract

47. Defaud-Hénon F, Tunon-de-Lara C, Fournier M, Marty M, Velasco V, de

Mascarel I, et al. [Adenoid cystic carcinoma of the breast: clinical, histological and immunohistochemical characterization]. Ann Pathol. 2010;30(1):7–16.

48. Zhong X, Shen H, Yuan Y. Intraductal carcinoma and carcinosarcoma with bone metastases presenting in one breast: A case report. Oncol Lett [Internet]. 2014;2678–80. Available from: http://www.spandidos-publications.com/10.3892/ol.2014.2573

49. Henson DE, Ries L, Freedman LS, Carriaga M. Relationship among outcome, stage of disease, and histologic grade for 22,616 cases of breast cancer. The basis for a prognostic index. Cancer. 1991;68:2142–9.

50. Contesso G, Mouriesse H, Friedman S, Genin J, Sarrazin D, Rouesse J. The importance of histologic grade in long-term prognosis of breast cancer: a study of 1,010 patients, uniformly treated at the Institut Gustave-Roussy. J Clin Oncol. 1987;5(9):1378–86.

51. Robbins P, Pinder S, de Klerk N, Dawkins H, Harvey J, Sterrett G, et al. Histological grading of breast carcinomas: a study of interobserver agreement. Hum Pathol [Internet]. 1995;26(8):873–9. Available from: http://www.ncbi.nlm.nih.gov/pubmed/7635449

52. Dalton LW, Page DL, Dupont WD. Histologic grading of breast carcinoma. A reproducibility study. Cancer [Internet]. 1994;73(11):2765–70. Available from: http://www.ncbi.nlm.nih.gov/pubmed/8194018

53. Elston CW. Classification and grading of invasive breast carcinoma. Verh Dtsch Ges Pathol. 2005;89:35–44.

54. Elston CW, Ellis IO, Pinder SE. Pathological prognostic factors in breast cancer. I. The value of histological grade in breast cancer: experience from a large study with long-term follow-up. Histopathology. 1991;19(5):403–10.

55. Bloom HJ, Richardson WW. Histological grading and prognosis in breast cancer; a study of 1409 cases of which 359 have been followed for 15 years. Br J Cancer [Internet]. 1957;11(3):359–77. Available from: http://www.pubmedcentral.nih.gov/articlerender.fcgi?artid=2073885&tool=pmcentrez&rendertype=abstract

56. Bouzubar N, Walker KJ, Griffiths K, Ellis IO, Elston CW, Robertson JF, et al. Ki67 immunostaining in primary breast cancer: pathological and clinical associations. Br J Cancer. 1989;59(6):943–7.

57. Clahsen PC, van de Velde CJ, Duval C, Pallud C, Mandard a M, Delobelle-Deroide A, et al. The utility of mitotic index, oestrogen receptor and Ki-67 measurements in the creation of novel prognostic indices for node-negative breast cancer. Eur J Surg Oncol. 1999;25(4):356–63.

58. Pinder SE, Ellis IO, Elston CW. Pathological prognostic factors in breast cancer. III. Vascular invasion: relationship with recurrence and survival in a large study with long-term follow-up. Crit Rev Oncol Hematol. 1994;24(1):41–7.

59. Locker a. P, Ellis IO, Morgan D a. L, Elston CW, Mitchell A, Blamey RW. Factors influencing local recurrence after excision and radiotherapy for primary breast cancer. Br J Surg [Internet]. 1989;76(9):890–4. Available from: http://doi.wiley.com/10.1002/bjs.1800760906

60. Roses D, Bell D, Flotte T, Taylor R, Ratech H, Dubin N. Pathologic predictors of recurrence in stage 1 (TINOMO) breast cancer. Am J Clin Pathol. 1982;78(6):817–20.

61. Nime FA, Rosen PP, Thaler HT, Ashikari R UJ. Prognostic significance of tumor emboli in intramammary lymphatics in patients with mammary carcinoma. Am J Surg Pathol. 1977;1(1):25–30.

62. Saigo P, Rosen P. The Application of Immunohistochemical Stains to Identify Endothelial-Lined Channels in Mammary Carcinoma. Cancer. 1987;59(1):51–4.

63. Hammond MEH, Hayes DF, Dowsett M, Allred DC, Hagerty KL, Badve S, et al. American society of clinical oncology/college of american pathologists guideline recommendations for immunohistochemical testing of estrogen and progesterone receptors in breast cancer. J Clin Oncol. 2010;28(16):2784–95.

64. Qureshi A, Pervez S. Allred scoring for ER reporting and it's impact in clearly distinguishing ER negative from ER positive breast cancers. J Pak Med Assoc. 2010;60(5):350–3.

65. Weigel MT, Dowsett M. Current and emerging biomarkers in breast cancer: Prognosis and prediction. Endocr Relat Cancer. 2010;17(4):R245–62.

66. Schechter a L, Stern DF, Vaidyanathan L, Decker SJ, Drebin J a, Greene

MI, et al. The neu oncogene: an erb-B-related gene encoding a 185,000-Mr tumour antigen. Nature. 1984;312(5994):513–6.

67. Ross JS, Fletcher J a, Linette GP, Stec J, Clark E, Ayers M, et al. The Her-2/neu gene and protein in breast cancer 2003: biomarker and target of therapy. Oncologist. 2003;8(4):307–25.

68. Perez E a., Baehner FL, Butler SM, Thompson EA, Dueck AC, Jamshidian F, et al. The relationship between quantitative human epidermal growth factor receptor 2 gene expression by the 21-gene reverse transcriptase polymerase chain reaction assay and adjuvant trastuzumab benefit in Alliance N9831. Breast Cancer Res [Internet]. Breast Cancer Research; 2015;17(1):133. Available from: http://breast-cancer-research.com/content/17/1/133

69. Suo Z, Risberg B, Kalsson M, Willman K, Tierens A, Skovlund E, et al. EGFR family expression in breast carcinomas. c-erbB-2 and c-erbB-4 receptors have different effects on survival. J Pathol. 2002;196(1):17–25.

70. Riou G, Mathieu MC, Barrois M, Le Bihan ML, Ahomadegbe JC, Bénard J, et al. c-erbB-2 (HER-2/neu) gene amplification is a better indicator of poor prognosis than protein over-expression in operable breast-cancer patients. Int J Cancer. 2001;95(4):266–70.

71. Carr J a, Havstad S, Zarbo RJ, Divine G, Mackowiak P, Velanovich V. The association of HER-2/neu amplification with breast cancer recurrence. Arch Surg. 2000;135(12):1469–74.

72. Press MF, Bernstein L, Thomas P a, Meisner LF, Zhou JY, Ma Y, et al. HER-2/neu gene amplification characterized by fluorescence in situ hybridization: poor prognosis in node-negative breast carcinomas. J Clin Oncol. 1997;15(8):2894–904.

73. Dittadi R, Brazzale A, Pappagallo G, Salbe C, Nascimben O, Rosabian A, et al. ErbB2 assay in breast cancer: possibly improved clinical information using a quantitative method. Anticancer Res. 1997;17(2B):1245–7.

74. Pauletti G, Dandekar S, Rong H, Ramos L, Peng H, Seshadri R, et al. Assessment of methods for tissue-based detection of the HER-2/neu alteration in human breast cancer: a direct comparison of fluorescence in situ hybridization and immunohistochemistry. J Clin Oncol. 2000;18(21):3651–64.

75. Wang S, Saboorian MH, Frenkel E, Hynan L, Gokaslan ST, Ashfaq R.

Laboratory assessment of the status of Her-2/neu protein and oncogene in breast cancer specimens: comparison of immunohistochemistry assay with fluorescence in situ hybridisation assays. J Clin Pathol. 2000;53(5):374–81.

76. Wolff a. C, Hammond MEH, Hicks DG, Dowsett M, McShane LM, Allison KH, et al. Recommendations for Human Epidermal Growth Factor Receptor 2 Testing in Breast Cancer: American Society of Clinical Oncology/College of American Pathologists Clinical Practice Guideline Update. J Clin Oncol [Internet]. 2013;31(31):3997–4013. Available from: http://jco.ascopubs.org/cgi/doi/10.1200/JCO.2013.50.9984

77. Gerdes J, Schwab U, Lemke H, Stein H. Production of a mouse monoclonal antibody reactive with a human nuclear antigen associated with cell proliferation. Int J Cancer. 1983. p. 13–20.

78. Key G, Petersen JL, Becker MH, Duchrow M, Schlüter C, Askaa J, et al. New antiserum against Ki-67 antigen suitable for double immunostaining of paraffin wax sections. J Clin Pathol [Internet]. 1993;46(12):1080–4. Available from: http://www.pubmedcentral.nih.gov/articlerender.fcgi?artid=501714&tool=pmcentrez&rendertype=abstract

79. de Azambuja E, Cardoso F, de Castro G, Colozza M, Mano MS, Durbecq V, et al. Ki-67 as prognostic marker in early breast cancer: a meta-analysis of published studies involving 12,155 patients. Br J Cancer. 2007;96(10):1504–13.

80. Inwald EC, Klinkhammer-Schalke M, Hofstädter F, Zeman F, Koller M, Gerstenhauer M, et al. Ki-67 is a prognostic parameter in breast cancer patients: Results of a large population-based cohort of a cancer registry. Breast Cancer Res Treat. 2013;139(2):539–52.

81. Dowsett M, Nielsen TO, A'Hern R, Bartlett J, Coombes RC, Cuzick J, et al. Assessment of Ki67 in Breast Cancer: Recommendations from the international Ki67 in breast cancer working Group. J Natl Cancer Inst. 2011;103(22):1656–64.

82. Feeley LP, Mulligan AM, Pinnaduwage D, Bull SB, Andrulis IL. Distinguishing luminal breast cancer subtypes by Ki67, progesterone receptor or TP53 status provides prognostic information. Mod Pathol [Internet]. Nature Publishing Group; 2014;27(4):554–61. Available from: http://www.nature.com/doifinder/10.1038/modpathol.2013.153

83. Keam B, Im S-A, Lee K-H, Han S-W, Oh D-Y, Kim J, et al. Ki-67 can be

used for further classification of triple negative breast cancer into two subtypes with different response and prognosis. Breast Cancer Res [Internet]. BioMed Central Ltd; 2011;13(2):R22. Available from: http://breast-cancer-research.com/content/13/2/R22

84. Assersohn L, Salter J, Powles TJ, A R, Makris A, Gregory RK, et al. Studies of the potential utility of Ki67 as a predictive molecular marker of clinical response in primary breast cancer. Breast Cancer Res Treat. 2003;82(2):113–23.

85. Perou CM, Sørlie T, Eisen MB, van de Rijn M, Jeffrey SS, Rees C a, et al. Molecular portraits of human breast tumours. Nature. 2000;406(6797):747–52.

86. Sørlie T, Perou CM, Tibshirani R, Aas T, Geisler S, Johnsen H, et al. Gene expression patterns of breast carcinomas distinguish tumor subclasses with clinical implications. Proc Natl Acad Sci U S A [Internet]. 2001;98(19):10869–74. Available from: http://www.pubmedcentral.nih.gov/articlerender.fcgi?artid=58566&tool=pmcentrez&rendertype=abstract

87. Lønning PE, Sørlie T, Perou CM, Brown PO, Botstein D, Børresen-Dale a L. Microarrays in primary breast cancer--lessons from chemotherapy studies. Endocr Relat Cancer [Internet]. 2001;8(3):259–63. Available from: http://www.ncbi.nlm.nih.gov/pubmed/11566617

88. Sørlie T. Molecular classification of breast carcinomas. Methods in molecular biology. 2009. p. 91–114.

89. Sorlie T. Introducing Molecular Subtyping of Breast Cancer Into the Clinic? J Clin Oncol. 2009;27(8):1153–4.

90. Cheang MCU, Chia SK, Voduc D, Gao D, Leung S, Snider J, et al. Ki67 Index, HER2 Status, and Prognosis of Patients With Luminal B Breast Cancer. JNCI J Natl Cancer Inst. 2009;101(10):736–50.

91. Goldhirsch a., Wood WC, Coates a. S, Gelber RD, Thurlimann B, Senn H-J. Strategies for subtypes--dealing with the diversity of breast cancer: highlights of the St Gallen International Expert Consensus on the Primary Therapy of Early Breast Cancer 2011. Ann Oncol [Internet]. 2011;22(8):1736–47. Available from: http://annonc.oxfordjournals.org/cgi/doi/10.1093/annonc/mdr304

92. Wirapati P, Sotiriou C, Kunkel S, Farmer P, Pradervand S, Haibe-Kains B,

et al. Meta-analysis of gene-expression profiles in breast cancer: toward a unified understanding of breast cancer sub-typing and prognosis signatures. Breast Cancer Res [Internet]. 2008;10(4):R65. Available from: http://breast-cancer-research.com/content/10/4/R65

93. Goldhirsch A, Winer EP, Coates a. S, Gelber RD, Piccart-Gebhart M, Thürlimann B, et al. Personalizing the treatment of women with early breast cancer: Highlights of the st gallen international expert consensus on the primary therapy of early breast Cancer 2013. Ann Oncol. 2013;24(9):2206–23.

94. Checa Ruiz T, Palacios Calvo J, Yglesias Cornet JM. Implicaciones terapéuticas de la Nueva Clasificación molecular del Cancer de Mama. Manual de Práctica clínica en Senología 2012. 2012. p. 67–9.

95. Cheang MCU, Voduc D, Bajdik C, Leung S, McKinney S, Chia SK, et al. Basal-Like Breast Cancer Defined by Five Biomarkers Has Superior Prognostic Value than Triple-Negative Phenotype. Clin Cancer Res [Internet]. 2008;14(5):1368–76. Available from: http://clincancerres.aacrjournals.org/cgi/doi/10.1158/1078-0432.CCR-07-1658

96. Hernández AL. Hacia una medicina personalizada del cáncer de mama: Importancia de la clasificación molecular del tumor. Rev Acad Medica Comunitat Valencia. 2000;12:1–23.

97. Nielsen TO, Hsu FD, Jensen K, Cheang M, Karaca G, Hu Z, et al. Immunohistochemical and clinical characterization of the basal-like subtype of invasive breast carcinoma. Clin Cancer Res [Internet]. 2004;10(16):5367–74. Available from: http://www.ncbi.nlm.nih.gov/pubmed/15328174

98. Singletary SE, Connolly JL. Breast cancer staging: working with the sixth edition of the AJCC Cancer Staging Manual. CA Cancer J Clin. 2006;56(1):37–47; quiz 50–1.

99. Sinn H-P, Helmchen B, Wittekind CH. [TNM classification of breast cancer: changes and comments on the 7th edition]. Pathologe. 2010;31(5):361–6.

100. Sabadell Mercadal M, Ferrandis Salvador G. Clasificación TNM. Manual de Práctica Clínica en Senología 2015 3ª ed. 2015. p. 170–8.

101. Halsted WS. father of American surgery. 2010;51(7):530–1.

102. Freitas R, Oliveira ELC, Pereira RJ, Silva MAC, Esperidião MD, Zampronha RAC, et al. Modified radical mastectomy sparing one or both pectoral muscles in the treatment of breast cancer: Intra and postoperative complications. Sao Paulo Med J. 2006;124(3):130–4.

103. Fisher B, Redmond C, Fisher ER, Bauer M, Wolmark N, Wickerham DL, et al. Ten-year results of a randomized clinical trial comparing radical mastectomy and total mastectomy with or without radiation. The New England journal of medicine. 1985. p. 674–81.

104. Veronesi U, Saccozzi R, Del Vecchio M, Banfi a, Clemente C, De Lena M, et al. Comparing radical mastectomy with quadrantectomy, axillary dissection, and radiotherapy in patients with small cancers of the breast. The New England journal of medicine. 1981. p. 6–11.

105. Toth B a, Lappert P. Modified skin incisions for mastectomy: the need for plastic surgical input in preoperative planning. Plastic and reconstructive surgery. 1991. p. 1048–53.

106. Alonso Vargas MI. Ginecología Oncológica. 2014 Ergon. Barcelona; 2014. 459-460 p.

107. Fisher B. Twenty-Year Follow-Up of a Randomized Trial Comparing Total mastectomy, lumpectomy and lumpectomy plus irradiation for the Treatment of Invasive Breast Cancer. N Engl J Med. 2002;347(16):1233–41.

108. Fisher B, Bauer M, Margolese R, Poisson R, Pilch Y, Redmond C, et al. Five-year results of a randomized clinical trial comparing total mastectomy and segmental mastectomy with or without radiation in the treatment of breast cancer. The New England journal of medicine. 1985. p. 665–73.

109. Veronesi U, Cascinelli N, Mariani L, Greco M, Saccozzi R, Luini A, et al. Twenty-year follow-up of a randomized study comparing breast-conserving surgery with radical mastectomy for early breast cancer. N Engl J Med. 2002;347(16):1227–32.

110. Cabioglu N, Hunt KK, Buchholz T a., Mirza N, Singletary SE, Kuerer HM, et al. Improving local control with breast-conserving therapy: A 27-year single-institution experience. Cancer. 2005;104(1):20–9.

111. Tamaki Y, Akiyama F, Iwase T, Kaneko T, Tsuda H, Sato K, et al. Molecular detection of lymph node metastases in breast cancer patients: results of a multicenter trial using the one-step nucleic acid amplification assay. Clin Cancer Res. 2009;15(8):2879–84.

112. Alvarenga C a., Paravidino PI, Alvarenga M, Dufloth R, Gomes M, Zeferino LC, et al. Expression of CK19 in invasive breast carcinomas of special histological types: implications for the use of one-step nucleic acid amplification. J Clin Pathol [Internet]. 2011;64(6):493–7. Available from: http://jcp.bmj.com/cgi/doi/10.1136/jcp.2011.089862

113. Clough KB, Cuminet J, Fitoussi A, Nos C, Mosseri V. Cosmetic Sequelae After Conservative Treatment for Breast Cancer: Classification and Results of Surgical Correction. Annals of Plastic Surgery. 1998. p. 471–81.

114. Clough KB, Thomas SS, Fitoussi AD, Couturaud B, Reyal F, Falcou M-C. Reconstruction after conservative treatment for breast cancer: cosmetic sequelae classification revisited. Plastic and reconstructive surgery. 2004. p. 1743–53.

115. D'Aniello C, Grimaldi L, Barbato a, Bosi B, Carli a. Cosmetic results in 242 patients treated by conservative surgery for breast cancer. Scandinavian journal of plastic and reconstructive surgery and hand surgery / Nordisk plastikkirurgisk forening [and] Nordisk klubb for handkirurgi. 1999. p. 419–22.

116. Farreras, Rozman. Medicina Interna. Decimoterc. 1997. 1147-1148 p.

117. Group EBCT. Effects of chemotherapy and hormonal therapy for early breast cancer on recurrence and 15 year survival: an overview of the randomised trials. Lancet. 2005. p. 1687–717.

118. De Laurentiis M, Cancello G, D'Agostino D, Giuliano M, Giordano a., Montagna E, et al. Taxane-Based Combinations As Adjuvant Chemotherapy of Early Breast Cancer: A Meta-Analysis of Randomized Trials. J Clin Oncol [Internet]. 2008;26(1):44–53. Available from: http://jco.ascopubs.org/cgi/doi/10.1200/JCO.2007.11.3787

119. Martín M, Ruiz A, Ruiz Borrego M, Barnadas A, González S, Calvo L, et al. Fluorouracil, doxorubicin, and cyclophosphamide (FAC) versus FAC followed by weekly paclitaxel as adjuvant therapy for high-risk, node-negative breast cancer: results from the GEICAM/2003-02 study. J Clin Oncol. 2013;31(20):2593–9.

120. Group EBCTC, Group EBCTC. Tamoxifen for early breast cancer: An overview of the randomised trials. Lancet. 1998. p. 1451–67.

121. Yan S. Tamoxifen with ovarian function suppression versus tamoxifen alone as an adjuvant treatment for premenopausal breast cancer : a meta-analysis of published randomized controlled trials. 2015;1433–41.

122. Pagani O, Regan MM, Walley B a., Fleming GF, Colleoni M, Láng I, et al. Adjuvant Exemestane with Ovarian Suppression in Premenopausal Breast Cancer. N Engl J Med [Internet]. 2014;371(2):107–18. Available from: http://www.nejm.org/doi/abs/10.1056/NEJMoa1404037

123. Cuzick J, Buzdar A, Howell A, Tobias J, Baum M. Effect of anastrozole and tamoxifen as adjuvant treatment for early-stage breast cancer: 100-month analysis of the ATAC trial. The Lancet Oncology. 2008. p. 45–53.

124. Mouridsen H, Giobbie-Hurder a, Mauriac L, Paridaens R, Colleoni M, Thuerlimann B, et al. BIG 1-98: A randomized double-blind phase III study evaluating letrozole and tamoxifen given in sequence as adjuvant endocrine therapy for postmenopausal women with receptor-positive breast cancer. Cancer Research. 2009. p. 13–0.

125. Dubsky PC, Jakesz R, Fitzal F, Singer CF, Rudas M, Bartsch R, et al. Tamoxifen and anastrozole as a sequencing strategy: A randomized controlled trial in postmenopausal patients with endocrine-responsive early breast cancer from the Austrian Breast and Colorectal Cancer Study Group. J Clin Oncol. 2012;30(7):722–8.

126. Piccart-Gebhart MJ, Procter M, Leyland-Jones B, et al. Trastuzumab after Adjuvant Chemotherapy in HER2-Positive Breast Cancer. N Engl J Med. 2005;877–89.

127. Smith I, Procter M, Gelber RD, Guillaume S, Feyereislova A, Dowsett M, et al. 2-year follow-up of trastuzumab after adjuvant chemotherapy in HER2-positive breast cancer: a randomised controlled trial. Lancet (London, England) [Internet]. Elsevier; 2007 Jan 6 [cited 2015 Sep 19];369(9555):29–36. Available from: http://www.thelancet.com/article/S0140673607600282/fulltext

128. Moo TA, McMillan R, Lee M, Stempel M, Patil S, Ho A, et al. Selection criteria for postmastectomy radiotherapy in t1-t2 tumors with 1 to 3 positive lymph nodes. [Internet]. Annals of surgical oncology. 2013. p. 3169–74. Available from: http://www.ncbi.nlm.nih.gov/pubmed/23975289

129. Carlson RW, Moench SJ, Hammond ME, Perez E, Burstein HJ, Allred DC, et al. HER2 testing in breast cancer: NCCN Task Force report and recommendations. JNCCN J Natl Compr Cancer Netw. 2006;4(SUPPL. 3):S – 1 – S – 22.

130. Lebeau a, Kriegsmann M, Burandt E, Sinn H-P. [Invasive breast cancer: the current WHO classification]. Pathologe [Internet]. 2014;35(1):7–17. Available from: http://www.ncbi.nlm.nih.gov/pubmed/24496990

131. Yerushalmi R, Woods R, Ravdin PM, Hayes MM, Gelmon K a. Ki67 in breast cancer: prognostic and predictive potential. Lancet Oncol [Internet]. Elsevier Ltd; 2010;11(2):174–83. Available from: http://linkinghub.elsevier.com/retrieve/pii/S1470204509702621

132. Coates a. S, Winer EP, Goldhirsch a., Gelber RD, Gnant M, Piccart-Gebhart M, et al. Tailoring therapies - improving the management of early breast cancer: St GallenInternational Expert Consensus on the Primary Therapy of Early Breast Cancer 2015. Ann Oncol [Internet]. 2015;1–14. Available from: http://annonc.oxfordjournals.org/cgi/doi/10.1093/annonc/mdv221

133. Paik S, Shak S, Tang G, Kim C, Baker J, Cronin M, et al. A Multigene Assay to Predict Recurrence of Tamoxifen-Treated, Node-Negative Breast Cancer. N Engl J Med. 2004;351:2817.

134. Oakman C, Bessi S, Zafarana E, Galardi F, Biganzoli L, Di Leo A. Recent advances in systemic therapy. New diagnostics and biological predictors of outcome in early breast cancer. Breast Cancer Res [Internet]. 2009;11(2):205. Available from: http://breast-cancer-research.com/content/11/2/205

135. Knutsvik G, Stefansson IM, Aziz S, Arnes J, Eide J, Collett K, et al. Evaluation of Ki67 Expression across Distinct Categories of Breast Cancer Specimens: A Population-Based Study of Matched Surgical Specimens, Core Needle Biopsies and Tissue Microarrays. PLoS One [Internet]. 2014;9(11):e112121. Available from: http://dx.plos.org/10.1371/journal.pone.0112121

136. Alco G, Bozdogan A, Selamoglu D, Pilancı K, Tuzlalı S, Ordu C, et al. Clinical and histopathological factors associated with Ki-67 expression in breast cancer patients. Oncol Lett. 2015;9(3):1046–54.

137. Nishimura. Ki-67 as a prognostic marker according to breast cancer subtype and a predictor of recurrence time in primary breast cancer. Exp Ther Med [Internet]. 2010;1(5):747–54. Available from:

http://www.spandidos-publications.com/etm/1/5/747

138. Aleskandarany M a, Green AR, Benhasouna A a, Barros FF, Neal K, Reis-Filho JS, et al. Prognostic value of proliferation assay in the luminal, HER2-positive, and triple-negative biologic classes of breast cancer. Breast Cancer Res [Internet]. BioMed Central Ltd; 2012;14(1):R3. Available from: http://breast-cancer-research.com/content/14/1/R3

139. Urruticoechea A, Smith IE, Dowsett M. Proliferation marker Ki-67 in early breast cancer. J Clin Oncol. 2005;23(28):7212–20.

140. Weidner N, Moore DH, Vartanian R. Correlation of Ki-67 antigen expression with mitotic figure index and tumor grade in breast carcinomas using the novel "paraffin"-reactive MIB1 antibody. Hum Pathol. 1994;25(4):337–42.

141. Baak JP a, Gudlaugsson E, Skaland I, Guo LHR, Klos J, Lende TH, et al. Proliferation is the strongest prognosticator in node-negative breast cancer: Significance, error sources, alternatives and comparison with molecular prognostic markers. Breast Cancer Res Treat. 2009;115(2):241–54.

142. Baak J, van Diest P, Voorhorst F, van der Wall E, Beex L, Vermorken J, et al. Prospective Multicenter Validation of the Independent Prognostic Value of the Mitotic Activity Index in Lymph Node–Negative Breast Cancer Patients Younger Than 55 Years. J Clin Oncol [Internet]. 2005;23(25):5993–6001. Available from: citeulike-article-id:4746954\nhttp://dx.doi.org/10.1200/jco.2005.05.511

143. Leong TYMMBBSFF, Leong ASYMDFFrcpFFFHFhkcpHF. Controversies in the Assessment of HER-2: More Questions Than Answers. Adv Anat Pathol. 2006;13(5):263–9.

144. Oyama T, Ishikawa Y, Hayashi M, Arihiro K, Horiguchi J. The effects of fixation, processing and evaluation criteria on immunohistochemical detection of hormone receptors in breast cancer. Breast Cancer. 2007;14(2):182–8.

145. Bai Y, Tolles J, Cheng H, Siddiqui S, Gopinath A, Pectasides E, et al. Quantitative assessment shows loss of antigenic epitopes as a function of pre-analytic variables. Lab Invest [Internet]. Nature Publishing Group; 2011;91(8):1253–61. Available from: http://www.pubmedcentral.nih.gov/articlerender.fcgi?artid=3145004&tool=pmcentrez&rendertype=abstract

146. Pinhel IF, Macneill F a, Hills MJ, Salter J, Detre S, A'hern R, et al. Extreme loss of immunoreactive p-Akt and p-Erk1/2 during routine fixation of primary breast cancer. Breast Cancer Res [Internet]. 2010;12(5):R76. Available from: http://www.pubmedcentral.nih.gov/articlerender.fcgi?artid=3096968&tool=pmcentrez&rendertype=abstract

147. Stuart-Harris R, Caldas C, Pinder SE, Pharoah P. Proliferation markers and survival in early breast cancer: A systematic review and meta-analysis of 85 studies in 32,825 patients. Breast. 2008;17(4):323–34.

148. Plancoulaine B, Laurinaviciene A, Herlin P, Besusparis J, Meskauskas R, Baltrusaityte I, et al. A methodology for comprehensive breast cancer Ki67 labeling index with intra-tumor heterogeneity appraisal based on hexagonal tiling of digital image analys. Virchows Arch. 2015;Epub ahead.

149. Gudlaugsson E, Skaland I, Janssen E a M, Smaaland R, Shao Z, Malpica A, et al. Comparison of the effect of different techniques for measurement of Ki67 proliferation on reproducibility and prognosis prediction accuracy in breast cancer. Histopathology. 2012;61(6):1134–44.

150. Laurinavicius A, Plancoulaine B, Laurinaviciene A, Herlin P, Meskauskas R, Baltrusaityte I, et al. A methodology to ensure and improve accuracy of Ki67 labelling index estimation by automated digital image analysis in breast cancer tissue. Breast Cancer Res [Internet]. 2014;16(2):R35. Available from: http://breast-cancer-research.com/content/16/2/R35

151. Polley MYC, Leung SCY, McShane LM, Gao D, Hugh JC, Mastropasqua MG, et al. An international ki67 reproducibility study. J Natl Cancer Inst. 2013;105(24):1897–906.

152. Petrelli F, Viale @Bullet G, Cabiddu @Bullet M, Barni @Bullet S. Prognostic value of different cut-off levels of Ki-67 in breast cancer: a systematic review and meta-analysis of 64,196 patients. Breast Cancer Res Treat [Internet]. Springer US; 2015;153(3):477–91. Available from: "http://dx.doi.org/10.1007/s10549-015-3559-0

153. Keshgegian A, Cnaan A. Proliferation markers in breast carcinoma. Am J Clin Pathol. 1995;104(1):42–9.

154. Joensuu H, Isola J, Lundin M, Salminen T, Holli K, Kataja V, et al. Amplification of erbB2 and erbB2 expression are superior to estrogen receptor status as risk factors for distant recurrence in pT1N0M0 breast cancer: A nationwide population-based study. Clin Cancer Res.

2003;9(March):923–30.

155. Tashima R, Nishimura R, Osako T, Nishiyama Y, Okumura Y, Nakano M, et al. Evaluation of an Optimal Cut-Off Point for the Ki-67 Index as a Prognostic Factor in Primary Breast Cancer: A Retrospective Study. PLoS One [Internet]. 2015;10(7):e0119565. Available from: http://dx.plos.org/10.1371/journal.pone.0119565

156. Goodson WH, Moore DH, Ljung BM, Chew K, Mayall B, Smith HS, et al. The prognostic value of proliferation indices: a study with in vivo bromodeoxyuridine and Ki-67. Breast Cancer Res Treat [Internet]. 2000;59(2):113–23. Available from: http://www.ncbi.nlm.nih.gov/pubmed/10817346

157. Liu S, Edgerton SM, Ii DHM, Thor AD. Measures of Cell Turnover (Proliferation and Apoptosis) and Their Association with Survival in Breast Cancer Measures of Cell Turnover (Proliferation and Apoptosis) and Their Association with Survival in Breast Cancer 1. 2001;7(June):1716–23.

158. Polley M, Leung S, Gao D. An international study to increase concordance in Ki67 scoring. Mod Pathol. 2015;28(6):778–86.

159. Camp RL, Charette L a, Rimm DL. Validation of tissue microarray technology in breast carcinoma. Lab Invest [Internet]. 2000;80(12):1943–9. Available from: http://www.ncbi.nlm.nih.gov/pubmed/11140706

160. Giltnane JM, Rimm DL. Technology insight: Identification of biomarkers with tissue microarray technology. Nat Clin Pract Oncol. 2004;1(2):104–11.

161. Munzone E, Botteri E, Sciandivasci A, Curigliano G, Nolè F, Mastropasqua M, et al. Prognostic value of Ki-67 labeling index in patients with node-negative, triple-negative breast cancer. Breast Cancer Res Treat. 2012;134(1):277–82.

162. Mathieu M-C, Rouzier R, Llombart-Cussac A, Sideris L, Koscielny S, Travagli J., et al. The poor responsiveness of infiltrating lobular breast carcinomas to neoadjuvant chemotherapy can be explained by their biological profile. Eur J Cancer [Internet]. 2004;40(3):342–51. Available from: http://www.sciencedirect.com/science/article/pii/S0959804903007342

163. DeCensi a., Guerrieri-Gonzaga a., Gandini S, Serrano D, Cazzaniga M,

Mora S, et al. Prognostic significance of Ki-67 labeling index after short-term presurgical tamoxifen in women with ER-positive breast cancer. Ann Oncol [Internet]. 2011;22(3):582–7. Available from: http://annonc.oxfordjournals.org/cgi/doi/10.1093/annonc/mdq427

164. Domagala W, Markiewski M, Harezga B, Dukowicz a, Osborn M. Prognostic significance of tumor cell proliferation rate as determined by the MIB-1 antibody in breast carcinoma: its relationship with vimentin and p53 protein. Clin Cancer Res [Internet]. 1996;2(1):147–54. Available from: http://www.ncbi.nlm.nih.gov/pubmed/9816101

165. Trihia H, Murray S, Price K, Gelber RD, Golouh R, Goldhirsch A, et al. Ki 67 expression in breast carcinoma: Its association with grading systems, clinical parameters, and other prognostic factors - A surrogate marker? Cancer. 2003;97(5):1321–31.

166. Kerlikowske K, Molinaro AM, Gauthier ML, Berman HK, Waldman F, Bennington J, et al. Biomarker expression and risk of subsequent tumors after initial ductal carcinoma in situ diagnosis. J Natl Cancer Inst. 2010;102(9):627–37.

167. Williams K, Barnes N, Cramer A, Johnson R, Cheema K, Morris J, et al. Molecular Phenotypes of DCIS predict overall and invasive recurrence. Ann Oncol. 2015;26(5):1019–25.

168. Davis J, Nemesure B, Mehmood S, Nayi V, Burke S, Brzostek S, et al. Her2 and Ki67 Biomarkers Predict Recurrence of Ductal Carcinoma in Situ. Appl Immunohistochem Mol Morphol. 2015;Epub ahead.

169. Zhou W, Jirstrom K, Amini RM, Fjallskog ML, Sollie T, Lindman H, et al. Molecular subtypes in ductal carcinoma in situ of the breast and their relation to prognosis: a population-based cohort study. BMC Cancer [Internet]. 2013;13:512. Available from: http://www.ncbi.nlm.nih.gov/pubmed/24171825\nhttp://www.biomedcentral.com/content/pdf/1471-2407-13-512.pdf

170. Penault-Llorca F, Andre F, Sagan C, Lacroix-Triki M, Denoux Y, Verriele V, et al. Ki67 Expression and Docetaxel Efficacy in Patients With Estrogen Receptor-Positive Breast Cancer. J Clin Oncol [Internet]. 2009;27(17):2809–15. Available from: http://jco.ascopubs.org/cgi/doi/10.1200/JCO.2008.18.2808

171. Criscitiello C, Disalvatore D, De Laurentiis M, Gelao L, Fumagalli L, Locatelli M, et al. High Ki-67 score is indicative of a greater benefit from adjuvant chemotherapy when added to endocrine therapy in Luminal B

HER2 negative and node-positive breast cancer. Breast [Internet]. 2014;23(1):69–75. Available from: http://dx.doi.org/10.1016/j.breast.2013.11.007

172. Dowsett M, Smith IE, Ebbs SR, Dixon JM, Skene a., A'Hern R, et al. Prognostic Value of Ki67 Expression After Short-Term Presurgical Endocrine Therapy for Primary Breast Cancer. JNCI J Natl Cancer Inst [Internet]. 2007;99(2):167–70. Available from: http://jnci.oxfordjournals.org/cgi/doi/10.1093/jnci/djk020

173. Ellis MJ, Coop A, Singh B, Tao Y, Llombart-cussac A, Ja F, et al. Letrozole Inhibits Tumor Proliferation More Effectively than Tamoxifen Independent of HER1 / 2 Expression Status Letrozole Inhibits Tumor Proliferation More Effectively than Tamoxifen Independent of HER1 / 2 Expression Status 1. 2003;(17):6523–31.

174. Viale G, Giobbie-Hurder A, Regan MM, Coates AS, Mastropasqua MG, Dell'Orto P, et al. Prognostic and Predictive Value of Centrally Reviewed Ki-67 Labeling Index in Postmenopausal Women With Endocrine-Responsive Breast Cancer: Results From Breast International Group Trial 1-98 Comparing Adjuvant Tamoxifen With Letrozole. J Clin Oncol [Internet]. 2008;26(34):5569–75. Available from: http://jco.ascopubs.org/cgi/doi/10.1200/JCO.2008.17.0829

175. Turner BM, Skinner K a, Tang P, Jackson MC, Soukiazian N, Shayne M, et al. Use of modified Magee equations and histologic criteria to predict the Oncotype DX recurrence score. Mod Pathol [Internet]. 2015;28(7):921–31. Available from: http://www.nature.com/doifinder/10.1038/modpathol.2015.50

176. Cuzick J, Dowsett M, Pineda S, Wale C, Salter J, Quinn E, et al. Prognostic Value of a Combined Estrogen Receptor, Progesterone Receptor, Ki-67, and Human Epidermal Growth Factor Receptor 2 Immunohistochemical Score and Comparison With the Genomic Health Recurrence Score in Early Breast Cancer. J Clin Oncol [Internet]. 2011;29(32):4273–8. Available from: http://jco.ascopubs.org/cgi/doi/10.1200/JCO.2010.31.2835

177. Sgroi DC, Sestak I, Cuzick J, Zhang Y, Schnabel CA, Schroeder B, et al. Prediction of late distant recurrence in patients with oestrogen-receptor-positive breast cancer: a prospective comparison of the breast-cancer index (BCI) assay, 21-gene recurrence score, and IHC4 in the TransATAC study population. Lancet Oncol [Internet]. Elsevier; 2013 Oct 10 [cited 2015 Oct 29];14(11):1067–76. Available from: http://www.thelancet.com/article/S1470204513703875/fulltext

More Books!

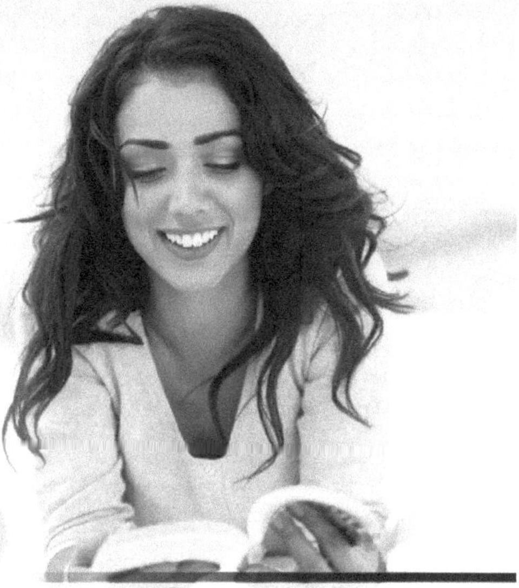

yes

I want morebooks!

Buy your books fast and straightforward online - at one of the world's fastest growing online book stores! Environmentally sound due to Print-on-Demand technologies.

Buy your books online at

www.get-morebooks.com

¡Compre sus libros rápido y directo en internet, en una de las librerías en línea con mayor crecimiento en el mundo! Producción que protege el medio ambiente a través de las tecnologías de impresión bajo demanda.

Compre sus libros online en

www.morebooks.es

OmniScriptum Marketing DEU GmbH
Heinrich-Böcking-Str. 6-8
D - 66121 Saarbrücken
Telefax: +49 681 93 81 567-9

info@omniscriptum.com
www.omniscriptum.com

OMNIScriptum

FSC
www.fsc.org
MIX
Papier | Fördert gute Waldnutzung
FSC® C083411

Kolibri 360 GmbH
Ferdinand-Jühlke-Straße 7
99095 Erfurt, Deutschland
produktsicherheit@kolibri360.de

Druck:
CPI Druckdienstleistungen GmbH
im Auftrag der
Kolibri 360 GmbH
Ferdinand-Jühlke-Str. 7
99095 Erfurt